단전생명학

단전생명학

초판 1쇄 인쇄　2021년 10월 20일
초판 1쇄 발행　2021년 10월 30일

신고번호　제313-2010-376호
등록번호　105-91-58839

지은이　고상현

발행처　보민출판사
발행인　김국환
편집　정은희
디자인　김민정

주소　서울시 강서구 마곡서로 152, 두산타워 A동 1108호
전화　070-8615-7449
사이트　www.bominbook.com

ISBN　979-11-91181-84-5　　03100

- 가격은 뒤표지에 있으며, 파본은 구입하신 서점에서 교환해드립니다.
- 이 책은 저작권법에 의하여 보호를 받는 저작물이므로 무단 전재와 복사를 금합니다.

정통단전호흡 수행지침서

단전생명학

자연인 고상현

보민출판사

서론

　삶의 최고 가치는 자연을 듬뿍 누리고 사는 것이며, 이보다 더한 가치는 존재하지 않는다. 우주자연을 분해해보면 그 속에는 에너지가 들어있으며, 그 에너지 역량은 우주 안의 금은보화, 명예, 벼슬과 비교할 수 없는 절대적인 가치이다. 그러나 대부분 사람들이 그 진가를 모르고 지내지만 모든 사람들은 자연에너지의 절대적인 영향을 받고 살아가게 된다.

　우주자연이나 인간이 존재하게 되는 절대적인 것은 그 속에 내재되어 있는 에너지에 의한 것이며, 그 에너지에 의해 자연계는 존재하고 사멸되곤 한다. 우주나 사람이나 에너지에 의해 존재하며, 그 에너지 역량에 따라 형태, 인격, 능력, 질병, 수명이 결정되며, 그 영향 하에 수레바퀴처럼 살아가게 된다. 자연계는 자연에너지 역량에 따라 성격, 건강, 수명이 결정되어지는데, 대부분의 인간은 자연계 움직임을 알아차리지 못하고, 숙명처럼 벗어나지 못하고 살아가게 된다.

자연계의 절대적 가치인 자연에너지에 의해서 우주가 생동하고 인류가 존재하여 성장하게 되는 등 절대적인 영향을 받고 있으나, 자연계는 4차원 이상으로 인간의 3차원 의식구조로는 알지도 활용하지도 못하지만, 정법수련을 통해 몸이 자연의 경지에 이르게 되면 자연에너지를 몸으로 운용하고 일상에서 활용하여 삶의 질을 높여 기쁨을 한껏 누리고 살게 된다. 그러나 그러한 경지에 이르지 못한 대부분의 일반인은 자연에너지의 형태나 움직임을 모르면서도, 그 영향력 하에 절대적인 지배를 받아가며 살게 된다. 인간은 자연에너지 역량에 따라 생로병사 등 운명의 직간접적으로 영향을 받게 되는 숙명적인 존재이다.

자연에너지 움직임은 긴 어둠의 시간이 지난 후 떠오르는 태양처럼 따스하고 여리고 부드럽고 시작도 끝도 없는 시공을 벗어난 굉활한 무한대에너지이며, 그러한 무한자연 에너지를 인간이 운용하려면 초자연의 내공을 지녀야 몸으로 운용하게 된다. 자연에너지는 근본에 이르러야 가동되고, 근본을 벗어나면 약화되며, 극함에서 소멸된다.

모든 생명력에는 에너지가 존재하며, 생명력의 가치는 기존 생명력보다 에너지 생동능력이 향상되어야 하며, 존재의 최고 가치는 기존 생명에너지 활용능력보다 진일보 향상시켜 발전해나가는 것이다. 살아있는 자체는 에너지가 있어야 존립하며, 살아가는 가치는 에너지를 보다 활성하기 위한 것이며, 에너지 퇴보는 존재 가치가 퇴화되는 것이다.

삶의 질이 남보다 높고 기쁨이 충만하다는 것은 누구보다도 근본에 충실한 결과이며, 남보다 사랑이 충만하고 행복이 가득한 것은 순수하고 진실하여 근본을 바탕으로 삼는 삶을 살아가야만 가능한 것이다. 근본에 다가설수록 에너지가 왕성해지는 것은 무에서 우주자연이 잉태하여 존재되어지는 자연의 속성으로 생명체가 생성되는 원리이자 근본바탕이며, 근본에 다가설수록 에너지원이 되어 자연에너지는 왕성하게 되는 것이다.

누구보다 더 건실하고 성공하여 삶의 질을 높이게 되는 원동력은 무엇보다 근본을 바탕으로 하였기 때문에 가능한 것으로, 이는 자연의 양식인 자연에너지가 내재되어 있기 때문에 가능한 것이다. 근본에 다가설수록 기쁨의 원료인 에너지가 충만해지는 것이 자연의 섭리이며, 근본에 다다를수록 자연에너지가 왕성해지는 자연의 속성에 의한 것으로, 그러한 자연에너지가 내재되어 있어야만 우주 안에서 존재의 가치는 빛나게 되는 것이다.

진정한 사랑이란 온 마음으로 다가선 순수자연의 표현이며, 불멸의 우주가 존재하는 것은 순수자연 에너지 발현에 의한 것이다. 누구보다 더 이상 바랄 것 없는 인생의 최고의 삶을 원한다면 무엇보다 진실하여야 하며, 순수자연 에너지가 충만하여야 한다. 그러한 능력을 갖추고자 한다면 우주자연 에너지를 활용할 수 있는 내공을 지녀야 하며, 자신의 몸이 근본에 다가선 자연이 되어야 한다.

   그러한 능력이란 그러한 순수자연 에너지를 구사할 수 있는 능력을 말하며, 자연에너지는 우주자연이 존재를 이루게 하는 무한대 자연에너지인 것이다. 그러한 자연에너지를 구사할 수 있는 능력을 지니고자 한다면, 무엇보다도 어느 정도의 고행과정을 통하여 정통한 몸 수행을 거쳐야 구사할 수 있게 된다. 그러한 자연에너지가 내재되어 있지 않으면 우주 안의 진리는 아니며, 진리는 근본을 벗어나지 않는 순수함 자체인 것이다.

- 2021년 가을, 자연인

단전호흡의 지침서

단전호흡 수련의 정통한 기본 지침서가 부재하여, 많은 수련자들이 참 수행자의 길을 걷고자 도전하였으나, 진정한 선각을 이룬 스승 또는 올바른 지침서를 만나지 못해, 꿈의 실현보다는 좌절하거나 그릇된 수련에 따른 지병, 요절하게 되는 자가 숱하게 많았을 것이다.

세상에는 호흡수련의 지침서가 많이 있겠으나, 몸의 완성을 이룬 참 수행자의 근본의 지침서가 아닌, 혹세의 미혹한 자들이 남의 것을 베껴서 만들어낸 그럴듯한 의도의 지침서가 대부분으로, 수련자들이 올바른 수련지침서를 만나지 못하는 안타까움으로, 자연인이 망설임을 물리치고 자연 근본의 지침서를 내놓게 되었다.

과거 이조시대 북창 정렴(1506~1549) 선생이 쓴 용호비결서가 우리나라의 최초의 단전호흡 수련지침서로 알려져 있으나, 북창 선생의 용호비결은 이론을 앞세운 수행지침서로 정신세계는 어느 정도의 뜻을 이뤘는지 모르나, 실상 우주자연인 몸의 세계는 접근하지 못하여 안타깝게도 수행자로서는 일찍 요절(43세)하였으니, 수행자로서 불운하다 하겠다.

정통수행은 우주자연의 근본에 이르러 자연인 몸을 수행하여 깨달아 몸이 장생체제로 구축되어 무병장생의 꿈을 현실에서 실현하여 삶 자체의 기쁨을 누려가며 사는 것이 진정한 수련의 목적이다. 그러나 일부 수련자나 잡다한 의도의 지침서가 정신세계, 내면세계, 기교의 세계로 안내되는 등 진정한 수행자의 길을 걷지 못하고 있는 것은 수련자가 아직 하늘의 길을 선택받지 못하였기 때문이 아닐까 싶다.

몸의 완성도를 이루게 되는 정법수련은 수행자 자신의 정신과 육체의 속박에서 벗어나 존재의 근본인 순수자연에 접목이 되어 무한 우주자연을 몸으로 운용하는 경지에 이르는 것인데, 수련자가 형식적이거나 의도의 수련을 하게 되면 우주자연의 근본으로의 접근이 차단되는 순수자연으로, 수련에 어떤 의식이나 형식을 바탕으로 삼는 종교, 철학, 사상, 점술, 최면, 차력, 기교에 기반을 두거나 현혹, 병행하여 수련하게 되면, 근본을 벗어난 몸은 우주자연으로 접근이 거절되어지는 자연 그대로이다.

본「단전생명학」은 근본 수련으로 자연의 결대로 자연인 몸으로 이뤄지는 과정을 사실 그대로 풀어내어 엮었으며, 한 점의 미혹함 없이 정신과 육체의 세계를 운행하여 우주자연을 자신의 근본인 소우주 운기를 통한 무량 자연에너지 운용의 경지를 일상으로 만들어서 투영된 소우주의 움직임을 세세한 알아차림을 통하여 치병(治病)과 수(壽) 운용의 경지를 경영하게 된다.

목차

서론 • 4
단전호흡의 지침서 • 8

생명체의 근원 • 16
단전이란 • 21
단전의 역할 • 23
단전호흡을 하면 좋은 점 • 26
단전을 익히면 얻어지는 것 • 28
단전호흡 방법 • 30
입식호흡 방법 및 자세 • 34
좌식호흡 방법 및 자세 • 38
단전호흡 수련과정 • 42
단전호흡 완성과정 • 47
단전이 형성되는 과정 • 52
수련의 기본원칙 (1) • 53
수련의 기본원칙 (2) • 55
수련의 기본원칙 (3) • 58
수련의 기본원칙 (4) • 60
환골 (1) • 63
환골 (2) • 65
환골에너지 (1) • 67
환골에너지 (2) • 69
수련시 주의사항 • 71
몸 깨달음 • 73
바른 수행이란 • 75

참 수행 • 77
수련을 하면 • 81
정도수행 • 83
하심하는 방법 • 85
수련방법의 정의 • 88
관조 • 91
마음의 실체 • 94
몸의 실체 • 97
눈을 뜨고 수련하라 • 101
숫자 세기 • 103
내공도구 단전 • 105
수련의 종류 • 107
수행은 속죄이다 • 111
소주천 • 112
환골탈태 • 114
단전의 종결자 • 117
수련자가 병이 생기는 원인 • 119
수련은 근본으로 돌아가기 위함이다 • 123
이완이 최대 에니지이다 • 125
몸의 급소 • 128
단전의 힘 • 130
자연의 연료 • 132
수련으로 청복을 얻다 • 134
수련은 근본에서 • 136
수련도 • 138
수련의 마침 정도 • 140
숨 • 143
호흡의 정석 • 145

고통 • 149
정진 • 153
끝없는 정진 • 156
성장과 진화 • 158
참 수행자 • 160
수련은 잠자는 나를 깨우는 것이다 • 162
수련의 진수 • 163
처절하게 수련하라 • 166
최적의 수련 시간대 • 168
단전의 활성 • 169
되어짐을 응시하고 관찰하라 • 171
불로장생이 가능한가 • 173
복식호흡이 좋은 점 • 175
단전호흡은 몸을 일깨워준다 • 177
수련해도 성과가 없는 경우 • 179
단전호흡 탈이 나는 것은 • 181
수련자의 먹거리 • 183
수련자와 수면 • 185
수련자와 금욕 • 186
수련자의 버리기 • 190
몸풀기 • 192
부드러운 기운 • 194
도공 • 196
의도수련은 하지 마라 • 198
정신적인 수련 • 200
인체의 근간 • 202
생명에너지 • 204
잡념과 지혜 • 206

자연치유의 본질 • 209
병을 다스릴 수 있는가 • 212
환골치유 요법 • 214
수명을 늘려주려 하면 • 216
절대경지 • 218
절대이완의 경지 • 220
운명의 경지 • 222
소우주 운용 • 225
무한 자연에너지 • 227
장수하려면 • 228
우주자연 에너지 • 230
시공초월 • 232
생명줄 • 234
몸 다루기 • 236
몸의 미소 • 238
몸의 환희 • 240
몸의 근본 • 242
최고 경지 • 243
무호흡의 경지 • 244
도 • 245
중도에 이르면 • 247
진인의 경지 • 249
하늘을 유희하다 • 250
신선 • 252

맺는 글 • 254

정통단전호흡 수행지침서

단전생명학

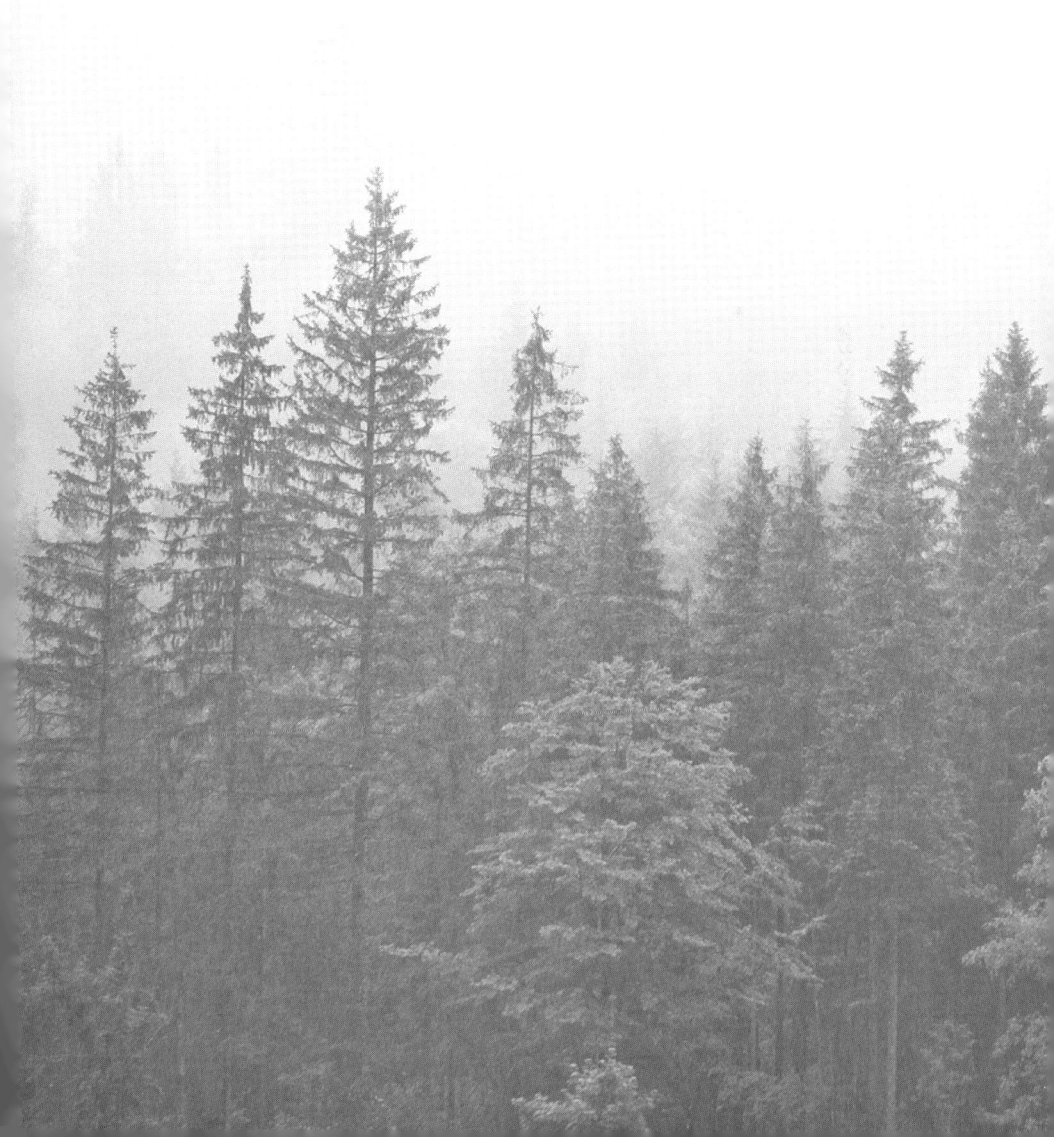

생명체의 근원

무에서 유로 새로운 창조가 이뤄지는 것은 에너지 발생에 의한 것이며, 에너지 발생에 의한 새로운 우주가 탄생되고, 생명체가 존재하고 살아 움직이는 것은 에너지 작동에 의한 것이다. 자연은 에너지 활성에 따라 탄생, 성장하며 에너지가 고갈되면 사멸하고 생명체는 사라진다.

자연에너지에 의해 생명체가 탄생, 성장하며 생명체는 환경의 적응도를 높이려 하는 본질에 따라 끊임없이 진화하면서 보다 진일보 향상된 생명체로 성장을 반복한다. 생명력 존립 자체는 에너지 결집에 의한 우주방식으로, 환경의 적응도를 높이려고 더 진일보 향상을 이끌어내려는 성장과 진화를 거듭하면서 생명체는 번성하고, 적응도가 떨어지는 생명체는 퇴화되어 도태되는 것이 자연섭리이다.

생명체는 에너지 결집에 의해 거듭된 진화과정을 거치면서 보다 진일보 개선되면서 만들어져 가는 존재이며, 생명체가 살아남기 위해 수많은 진화과정을 거치면서 보다 선량한 방향으로 진화에 진화를 거듭하면서 인간이라는 생명체가 탄생하였고. 또한 살아남기 위한 수많은 선량한 진화과정을 통해 오늘날의 우수한 인간이 존재하며, 앞으로도 끊임없이 진화는 거듭하게 될 것이다.

생명체는 환경의 적응도를 높여 살아남기 위한 끊임없는 성장과 진화과정을 이끌어냈으며, 우수한 인자를 만들어내려 하는 본능에 따라 인간의 몸 기능을 극대화시켜, 선량한 인간으로 만들고 다듬어 진화에 진화를 거듭하게 되는 것은 자연이 존재하는 본질이다. 인간의 진화는 환경의 적응도에 따라 몸체와 모든 기능은, 각자 개개인의 환경의 적응도와 활동량에 따라 진화가 되면서 많은 차이를 보이는 것은 인간의 노력 여하에 따라 진화가 현격하게 차이가 나게 되는 것으로, 생명에너지 발생 정도에 따라, 그만큼 성장과 진화가 다르게 전개되어지는 자연법칙이다.

인간이 짐승에서 인간으로 바뀌게 되는 결정적인 동기는 나무에서 과일을 주로 따먹던 습성의 일반적인 짐승에서 환경이나 생태계 변화에 따라 보행방법이 다른 짐승과 달리 직립보행으로 바뀌면서, 싱장과 진화를 이끌어내는 골반이 획기적으로 변형되어, 보다 자연에너지 발생의 변화를 갖춘 진일보 우수한 품종의 인간으로 진화가 이뤄지게 된다. 인간의 유전자를 우수하게 만들게 되는 결정적인 동기는 직립보행으로 인한, 생명체의 형태가 바뀌면서 골반 속의 환골, 즉 성장판의 획기적인 변형으로 골반, 척추, 뇌, 지능, 성격 등 신체구조가 선량하게 진화가 이뤄졌다.

인간 몸의 소우주는 골반 속의 환골이며, 환골은 인격, 지능, 수명, 성장, 진화를 이끌어내는 몸의 근간을 이루는 주인공이다. 인간이 우수한 품성으로 거듭나기 위해서는 몸의 성장과 진화를 관장하고 있는 환골을 활성화해 주어야 하며, 또한 환골을 자신의 영향력으로 활성화하려 하면 몸속의 유일한 활성 연장인 단전이라는 도구를 만들어서 활용해야 한다.

수행자는 몸의 실질적인 진화를 이끌어내는 과정에서, 진화의 관문인 환골탈태를 넘어 자신의 몸 안 소우주 운용을 통하여 인간과 우주자연과의 상린관계를 엮어가게 되는데, 모든 생명체는 생존을 위하여 우량한 유전자를 갖추려 본능작용으로 끊임없는 진화과정을 거치게 된다. 진일보 선량한 생명체로 존립하기 위해서 양질의 유전자를 이끌어내기 위한 끊임없는 진화과정을 거치게 되며, 한 단계 더 우수한 유전자로 재탄생되기 위한 것은 모든 생명체가 존재하기 위한 본능인 것이다.

인간은 무엇보다도 업그레이드가 된 몸을 갖추어, 삶의 속박에서 벗어나 대자유를 얻고 싶은 것은 누구나 원하는 소망일 것이다. 본인 스스로가 고품격인 업그레이드의 몸으로 재탄생되길 원한다면, 그러한 능력을 갖추고자 한다면 수련을 통하여 자신의 환골을 활성화하여 주는 도구를 몸 안에 만들어서 갖추어야 한다.

초자연인이 되어 몸 안의 자연에너지를 활용하여, 몸의 성능과 기능을 진일보 진화에 의한 양질의 우주자연을 몸 안에서 생성하여, 수련자 스스로가 진일보 진화된 품격의 몸으로 만드는 재탄생 작업과 어떤 역경이나 환경에서도 흔들림 없는 초자연의 몸을 일상에서 배우고 활용할 수 있는 실질적 표본은 있어야겠다.

우리 몸의 소우주 환골을 대우주 자연방식으로 접목하여 몸의 성장과 진화를 이끌어내어 선량하게 진화되어진 몸을 부여받는 정통한 방법과 인류의 근본을 바탕으로 인류 치병을 다루는 방법은 자연의 본질에 이르는 것이다.

註)
인간이 태어나고, 성장하고, 병들고, 노화로 죽어서
사라지고 하는 과정에서 환경에 따라
적응력, 종족번식 등을 통한 성장과 진화가 거듭되면서
우수한 인자를 만들어 살아남기 위한 보존의 자연진화 법칙에 따라
수억 겁의 진화를 거치면서 현생 인간으로 만들어셨다
자연에 종교, 철학, 사상, 경제가 개입되면 이미 순수자연이 아니다

단전을 연마하는 것은 생명체를 연구하는 것이다 ~자연인~

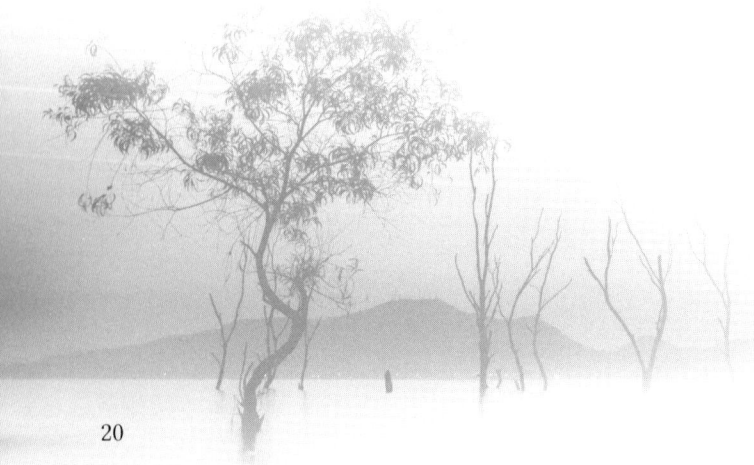

단전이란

나는 어떻게 태어났고, 무엇을 하고 있으며, 무엇을 할 것인지를 분명히 알고, 무엇이 인생의 최고의 정점인지를 확연히 알아차리고, 한 번뿐인 우리의 삶을 후회 없이 살아가는 지침을, 초집중을 통해 몸이 하나하나를 알아차리고 실천하면서 자신의 삶을 최고조의 만족도를 만들어 느끼고 알아차리면서 살아가려 한다면, 몸속에 단전이라는 도구를 만들어야만 가능한 것이 자연법칙이다.

몸속에 단전이 자리잡히면, 몸 스스로 자연과 우주와 자신을 자연의 상생법칙에 따라 몸 움직임과 자각증상을 통해, 존재의 가치와 세상이치를 알아차리고 옳고 그름을 명확히 꿰뚫어 지나침도 부족함도 없이 살아가는 인격체를 만들고 형성하게 된다. 단전이 몸속에 만들어지면 자연섭리에 따라 개개인 수련 정도에 따라 진일보 진화된 몸을 부여받게 되며, 기존의 질병은 몸속에서 사라지는 것은 물론, 어떠한 질병에서도 경계를 벗어 자유로운 체질로 변하고, 몸 스스로가 무병장생 체질로 바뀌게 되며, 단전이 환골에 이르면 우주자연과 합을 이뤄 운기를 통해, 마음은 늘 평화롭고 절대 긍정적 인격체로 거듭나게 된다.

수련에 따라 순리가 최선임을 알아차리게 되어 자연스런 몸과 성품으로 바뀌게 되며, 늘상 운기를 통하여 시공초월 자연에너지를 운용, 수(壽)를 아우르고 인류의 치병에 도움을 주어 인류 사회에 이바지하게 된다. 항상 활력 넘치는 체력을 유지하여 연령에 관계없이 에너지가 고갈되지 않는 초자연적인 삶을 누리게 된다.

註)
몸의 기능, 성능, 역할, 상태, 개선점, 병이 생기고 낫고
몸속의 움직임을 알아차리고 업그레이드를 하려면 단전을 만들어라

단전의 역할

생명체는 생명을 유지하려면 에너지를 만들 수 있는 동력이 있어야 하며, 그 동력을 얻기 위해서는 숨을 통하여 자연에너지원인 산소와 혈액을 몸 전체에 순환 전달해야 한다. 인간의 살아 숨 쉬는 원동력은 뼛속 자연에너지원에 의해서 나오며, 에너지는 한계성이 있으나 단전을 활용하면 시공을 벗어나 자연에너지 활용이 가능하다.

인간은 환골뼈의 역량에 의해 혈액을 만들고, 몸 전반에 산소와 함께 에너지원으로 공급하며, 성장 또는 질병에서 회복시켜 주는 등 몸이 살아갈 수 있도록 원동력을 만들게 된다. 숨을 통하여 산소와 혈액을 신체 전반에 순환하게 되며, 혈액을 통하여 영양소와 면역성분을 신체에 순환 공급하여 몸이 생동할 수 있게 하여 준다.

우리 몸의 생명력을 주관하는 기관은 환골이다. 환골의 힘이 생명력이자 환골에서 나오는 생명에너지에 의해 건강과 수명이 결정되며, 환골에너지가 왕성해야 건강한 혈액을 만들어 신체 전반에 공급되며, 성장을 도와 건강하고 활력 넘치는 몸을 유지할 수 있게 되지만 환골에너지가 약하면 성장력, 면역력, 수명력이 약화된다.

성장과 동력과 인성을 자신의 의지에 의해 한결같이 유지하는 자연순리에 따른 확실한 방법은 몸속에 단전이라는 도구를 개발해야 가능하다. 단전이란 인간의 탄생과 생성의 근간이 되는 소우주 환골을 활성화하여 몸의 성장과 진화를 이끌어낼 수 있는 도구이며, 인간이 스스로 자연순리에 따라 보장되는 장생건강 체제의 몸을 만들어줄 수 있는 유일한 방법인 것이다.

환골은 우리 몸의 모든 신체 부위 즉 뼈, 뇌, 폐, 심장, 장기, 피부, 혈액, 골격의 구성과 질병의 다스림, 정력, 생명력, 유전인자, 인성, 정신력을 관장하고 있으며, 단전을 통해서만 환골을 활성화할 수 있는 자연의 구조인 것이다. 환골은 인간의 수명을 관장하고 있는 '나'란 자체 본질이며, 단전은 인간이 스스로 근본에 이르게 하는 도구이며, 근본은 소우주 환골이다.

註)
* **단전 형성** : 단전은 배꼽 세 치 정도 밑에 자리잡으나
  개개인에 따라 영향에 따라 약간의 편차가 있으며
  수련 등 노력으로 소주천을 마치고 몸이 우주자연을

이루고 나서 수련도에 따라 단이 환골로 이동하여 자리잡는다
단전을 활성하여야 환골이 활성화되어지는 것은 자연원리이다

단전호흡을 하면 좋은 점

집중력, 사고력, 이해력, 창조력, 기억력, 지구력이 향상된다
고정관념이 사라지고, 진취적인 삶을 열어간다
매사 긍정적이고 흔들림 없는 자신감을 갖고 살아간다
두뇌가 예전보다 1.5배 이상 맑고 명석해지고 혜안이 열린다
순리방식이 최선임을 알아차리고 알찬 일상을 열어간다
잡다한 생각은 사라지고 매사 지혜롭게 대처한다
곧바른 자세를 유지하고 변함없이 항심(恒心)으로 산다
정신적, 육체적 갈등이 사라지고 만사 여유롭다
죽음에 대한 두려움이 사라진다
탐식, 집착이 사라지고 소박하고 단순한 걸 즐긴다
종교, 철학, 사상, 연연함이 사라지고 대범해진다
나이가 들어도 감각 등 오감이 상실되지 않는다
몸속의 움직임을 알아차리고 성장과 진화를 이끌어낸다

연령에 관계없이 몸이 나날이 진화를 이룬다
소주천, 대주천을 이루고 소우주를 운용한다
본인과 타인의 치병능력이 생겨진다
체력의 한계를 넘어 몸의 어떤 제약도 벗어난다
일상 운기로 수(壽)를 운용한다

수련이 그릇되면 병이 생기며
　　　바른 수련을 하면 만병이 사라진다 ~자연인~

단전을 익히면 얻어지는 것

한층 업그레이드된 몸으로 진화

병약했거나 미약, 쇠퇴했던 부분 회복 및 진화

환경 적응력이 우수한 신체구조로 진화

혈액, 산소량 증가, 혈액순환 왕성

뼈의 힘 강화, 골밀도 증가

속근육량, 속힘 증가

지각, 감각, 공간, 자각 능력 향상

기력, 정력, 체력 증강

육감이 살아난다

질병 회복력, 면역력 증가

수명연장 능력 향상

에너지 활성, 노화 억제

지복감, 자신감 향상

연령에 관계없이 성장력 지속

인내력 배양, 적응력 강화

마음 평정, 흔들림 없는 평상심 유지

질병에서 자유로움

생사에서 자유로움

세상이치 통달능력

註)
단전의 깊이 정도에 따라 치병 다스림이 가능하며
단전이 환골에 이르면 시공을 초월하여 생명력을 운용하게 된다

단전호흡 방법

 올바른 단전호흡 방법을 선택하여 수련해야 부작용 없이 수련의 성과도에 따라, 단전이 단계적으로 형성, 향상되어 몸이 진척되어짐을 몸을 통하여 알게 되고, 종국에는 몸의 완성도를 이뤄 만족감과 청복을 얻게 된다. 수련자는 초심과 항심으로 정진하게 되면 반드시 몸이 소우주를 이뤄 일상으로 무한자연 에너지를 운용하게 된다.

복식호흡 방법
단전호흡 초보자는 복식호흡부터 시작하라
숨 길이는 4~6초 정도 느리게 코로 들어 마시고
느리게 코로 내쉰다
숨을 들어 마실 때 아랫배가 밖으로 불룩 나오게 호흡하며

숨을 내쉴 때는 아랫배가 안으로 들어가게 반복 호흡한다
숨 길이는 인위적으로 너무 길게 하지 않는 것이 좋으며
몸이 이완되면서 숨이 길어지게 되면
자연스레 길어지는 호흡을 한다
몸이 절대이완에 이르러
숨 길이가 10~30분 자연스런 상태에 둬라
호흡할 때는 가볍게 미소 띤 얼굴 표정으로 하고
턱은 살짝 안으로 당겨주고
혀는 입천장에 가볍게 닿게 하며 입은 가볍게 다문다

들숨과 날숨 때마다 숫자를 넣어주면 집중력에 도움되며
숫자에 연연하지 말고 숫자는 도반이러니 하고 이완에 이르면
숫자를 놓아도 되나, 집중을 통하여 관조는 놓치지 말라
숫자는 자연의 수 12, 24, 36, 48, 60 택일 활용하면 도움이 된다
전방 한 지점을 먼 산 바라보듯 바라보며 눈은 가볍게 뜬다
눈 감는 순간 집중이 집착으로 변하는 기점이니 주의하라
하심, 집중, 관조를 철저히 하라(무너지면 수련이 아니고 휴식이다)

역식호흡 방법
숨을 들어 마실 때는 아랫배가 안으로 들어오게 호흡하며
숨을 내쉴 때는 아랫배가 밖으로 불룩 나오게 반복 호흡한다
호흡방법이 복식호흡과 반대이며, 요령은 복식호흡과 동일하다

복식호흡으로 소주천을 이루고 나서 역식호흡으로 바꿔줘야
호흡 강도가 높아지며, 역식호흡으로 바꾸고 나서
정심으로 수련하면 2~3개월 정도 지날 때쯤
역식호흡으로 소주천을 이루게 된다
역식호흡 소주천을 마치고 나면 호흡에 탄력과 힘이 붙게 되며
어느 정도 지나고 나면
호흡의 강도가 높아지고 파워가 생기게 된다
그 다음으로 호흡방법을 자연스런 관법호흡으로 바꿔주어라

수련자가 중단막힘 또는 기체현상시 역식호흡을 응용하면
중단막힘 해소, 기체현상 치료방법으로 활용하면 도움된다

관법호흡 방법
복식호흡으로 소주천 마치고 나서
역식호흡으로 소주천 마치고 나면 호흡에 힘이 생겨지고
호흡이 어느 정도 탄력이 생겨나면서
호흡이 몸에 부담스러워지는 현상이 오는 시점에 이르면
자연방식의 관법호흡 방식으로 바꿔줘라

자연호흡 방법인 관법호흡으로 바꾸어주고
소주천, 대주천을 통하여 정진하면서 내공이 쌓이게 된다
내공력에 따라 자연에너지가 몸의 축기를 이루게 된다

환골호흡 방법

단전호흡으로 소주천, 대주천을 마친 수련자는, 수련시마다 최고의 경지에 다다르게 수련을 하게 되며, 수련시마다 최고조인 환골탈태 상태 경지까지 정진하여 경지를 넘어, 다른 시계의 경지를 넘어 몸이 한 톨의 찌꺼기도 남아있지 않게 정진하여 축기하라.

수련자는 환골탈태 3,000회 넘어설 즈음에는 내공이 정도에 이르고 나면 단전이 몸 안의 중심축으로 서서히 이동하게 되며, 또한 숱한 세월 정법수행을 하게 되면 단전이 본연의 자리인 환골에 관통하여 정착하게 된다.

환골에 정착하면서 수많은 환골탈태와 내공 정도에 따라 운기하면서 진인의 경지 넘어, 신선의 경지 넘어, 자연계 경지에 이르도록 정진에 정진을 하라.

호흡의 종결자는 단전이 본래 자리인 환골에 머무르게 되며, 일상운기를 통해 소우주 운용하여 몸의 재생, 치병, 천수(天壽)를 관장하게 된다.

註)
수련시 하심, 집중, 관조는 필수조건이며
내공이 깊어지면 철저한 하심을 유지하여 자연에너지를 극복하라

복식호흡, 역식호흡, 관법호흡 수련시마다 하단전 소주천 운용하게 되며
하단전이 환골에 이르면 소우주 운용(환골 소주천)으로 정진에 이르게 된다

입식호흡 방법 및 자세

입식호흡 방법

  기마자세의 입식자세 호흡법은 직립보행을 통하여 진일보 진화를 이룬 인간에게 수련을 통하여 시공에 관계없이 진일보 몸의 성장과 진화를 이끌어낼 수 있는 정법수련 방법으로 올바른 지도를 받아 수행을 하게 되면, 어렵지 않게 소주천, 대주천, 환골호흡 완성으로 소우주 운용 경지에 이르게 된다. 정통 수련법의 수련자는 수련과정마다 단계별 이뤄져 가는 몸의 진전되어진 사항을 알아차림을 통해 몸이 통감하고 크게 각성하며 수련에 정진하게 된다.

입식호흡 자세 및 참고사항

발은 바깥 어깨 넓이만큼 벌려,
발 모양은 11자로 바르게 배열하고

발바닥은 독수리 발 모양처럼 가볍게 감아서 모아주고
낮은 자세의 기마자세를 취하는데, 꼬리뼈를 안쪽으로 가볍게
감아올려 꼬리뼈 끝과 백회혈이 일직선상 되게끔 맞추어준다

두 손은 단전에 살짝 모으되 남자는 왼손을 단전 위에 대고
오른손이 감싸주고 몸에 닿지 않을 만큼 가벼이 모아준다
여자는 오른손을 단전 위에 대고 왼손이 가볍게 감싸준다
(남과 여는 반대이다)
기마자세에서 무릎은 밖으로 살짝 벌려주고
허벅지 안쪽의 힘만으로
가볍게 지탱하고 몸 전체의 힘을 빼주고,
기마자세는 최대한 낮은 자세를 유지하라
허벅지 안쪽 근육 힘만으로 기마자세를 유지하며,
속근육을 강화하라
시선은 2~3m 전방 한 지점에 먼 산 바라보듯 집중하여 관조하라
바라보이는 그 지점에 마음과 단전을 집중하여 관조하고
눈은 가볍게 뜬다(눈은 절대 감지 말라)
잡생각 일어나면 주시하고 바라보이는 그 지점에 관조하라
잡생각 일어나면 집중하여 잡념을 떨구어내어 관조하라
집중으로 잡생각이 자신과 상관없음을 알아차리고 나면
잡생각은 사라지게 되니, 초집중하여 관조하라

몸에 힘이 들어가 있으면 힘을 빼주고
자세가 흐트러져 있으면 바로 잡아주고

이전 수행에서 좋았던 느낌이나 감정 등은 의도하지 말고
항상 초심에서 시작하고 초심으로 마쳐라

고통이 심하여 참아내기 힘들 정도로 힘들고 지쳐도 굴하지 말고
타협하지도 말고 정진하여라
설령, 초주검이 된다 해도 몸을 사리지 말고 이겨내어 극복하라
그러한 각오가 돼있지 않으면 애초부터 수련을 그만둬라
참을 수 없는 고통으로 괴롭고 힘들 때는 살짝 미소를 지어라
그러면 고통은 사라진다
참을 수 없는 고통을 극복하고 이겨내는 것이 수련이다
참을 수 없는 고통을 넘어야 몸이 각성되어 한 단계 상승되며
극복할 수 없는 고통의 한계상황을 넘고 나면
몸은 깃털처럼 가볍고 몸은 환희의 춤을 춘다

입식호흡 자세는 초보자일 경우 처음에는 몸이 굳어있어서 힘이 들어가게 되어 힘들지만 수련을 시작하고 6개월이 지날 즈음 용천혈이 발바닥 밑으로 내려와 몸의 힘은 빠지고 가벼워지면서 조금씩 수월해진다.

입식자세 수련이 힘들다지만 수련도에 따라 몸이 진전되어지는 수련법으로 점차적으로 몸은 가볍고 수월해지면서 내공력에 따라 몸이 가벼워져서 점차적으로 편해지고 행복해지게 된다. 반대로 좌식 호흡법이 처음에는 쉽지만 갈수록 힘이 부치고 버거운 것은 몸이 바라지 않는 수행법의 차이인 것이다.

입식호흡 수련자세

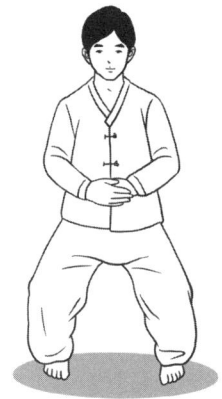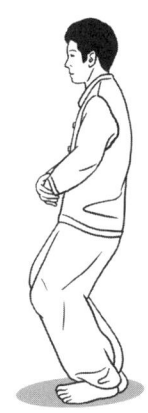

절대 주의할 점

초보 수련 후 6개월 정도 지날 즈음에 용천혈이 열린다

용천혈이 열리고 나서 노궁혈, 백회혈, 회음혈, 하단전, 상단전,

중단전이 자연스레 열려가는 과정으로 밟도록 하라

하단전에 힘이 생기고 나서 하단전에너지에 의해

상단(인당혈)이 저절로 열리게 하라

초보자가 상단을 의도적으로 열려고 하면

불구의 몸이 되어버리니 삼가라

좌식호흡 방법 및 자세

좌식호흡 방법

앉아서의 좌식자세 호흡방법은 명상 정도 가벼운 수련은 괜찮으나, 좌식자세로 단전호흡 수련을 심도 있게 정진하면 기체현상이 발생하여 반드시 병을 얻게 되므로 유념하라.

인간은 직립보행을 하면서 진화된 생명체로 머리끝에서 발끝까지 몸 수행이 이뤄져야 무탈하게 우주자연을 몸으로 섭렵하여, 몸을 완성시켜 갈 수가 있다. 그러나 앉은 자세의 좌선호흡은 몸 전체가 아닌 절반에도 못 미치는 수련법으로, 우주자연의 12분지 1 정도에도 못 미치는 편협한 수련법으로, 단전호흡 수련할 경우에 하단전이 미약하거나 불안정하여 몸 수련으로 발생되는 중단막힘 등 자연스레 풀어갈 수가 없으며, 수련자는 좌식호흡 수련에서 찾아오는 질병 등을 피해가질 못한다. 좌선수련은 호흡이 동반되지 않은 가벼운 명상, 선 수행 정도만 하는 것이 바람직하다.

단전호흡 수련으로 초자연의 진화를 이뤄낸 몸을 만들어 무병무탈 장생체계를 구축하여 몸 알아차림을 통하여 생사여탈을 운용하는 것이 정법이며, 예로부터 수행자들이 서적이나 구술 등으로 전해 들은 수행방식으로 수련을 지속하다 보면 중병을 얻거나 일찍 요절하는 경우가 흔한데, 이는 그릇된 수련방법에서 오는 것으로, 부작용 없이 몸의 완성도를 위한 수련을 하고자 한다면, 반드시 몸의 완성을 이룬 선각자의 지도 하에 수련에 임해야 부작용 없이 몸의 완성을 이뤄낼 수가 있다.

정법수련의 입식자세 호흡수련을 통하여 소주천을 마치고 나서 몸 알아차림을 통하여 좌식호흡을 수련하거나, 입식자세와 좌식자세를 병행하여 수련하면 괜찮으나, 수련자는 될 수 있으면 입식수련을 통한 수련을 해야 정진되어 몸의 완성도를 이뤄낼 수가 있다. 몸이 소우주의 경지에 이른 자는 몸 알아차림이 있어 좌식, 입식 무관하다.

좌식호흡 자세

결가부좌 또는 반가부좌 자세를 취하여 주되 허리는 꼿꼿하게 세우고 손은 단전에 가볍게 모아주거나 무릎 위에 가볍게 얹혀준다. 시선은 전방 1m 정도의 지점에 가볍게 응시하여 집중한다. 이때 눈을 감으면 안 되며, 먼 산 바라보듯 가볍게 하심하여 모아주고, 잡생각에 빠지지 말고 바라보이는 지점에 마음과 단전을 모아 집중하여 준다.

결가부좌, 반가부좌 자세의 좌식호흡시 깔고 앉은 방석이 너무 높거나 푹신한 것은 수행에 도움보다는 해가 된다. 얇은 방석이나 딱딱한 바닥이 좋으며 앉은 자세에서 엉덩이 닿는 뒷부분의 지점 (앉은 자세 3분지 1 지점)에 엄지손가락 정도 높여주면 수행에 도움이 된다.

좌식호흡 수련자세

○ 결가부좌

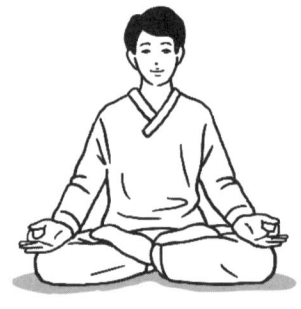

○ 반가부좌

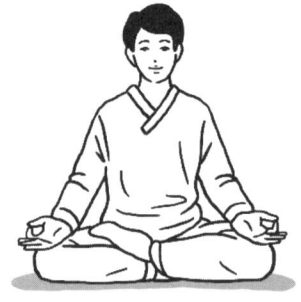

주의할 점

좌식호흡 수련을 하게 되면 몸 전신으로 기혈순환이 이뤄지지 않아 중단막힘, 기체현상, 하체부실 등 건강에 문제점이 도출되기 쉽고, 입식수련은 갈수록 몸이 가벼워지는 반면 좌식호흡 수련은 처음에는 수월하다가 수련 진척도에 따라갈수록 힘들어지게 된다. 차이는 우주자연과 상생되는 수련 정도의 차이에서 오는 것이다.

단전호흡 수련과정

초보 수련과정

단전호흡을 입문하게 되면 몸과 마음이 경직돼 있어서 마음을 내려놓았어도 끊이질 않는 잡념으로 마음 길들이기가 싶지 않으나 수련 정도에 따라 마음속의 애환과 상흔들이 치유되면서 잡념들이 서서히 줄어들고 마음이 차분하게 길들어지기 시작한다.

또한 호흡자세를 취하는데 뻣뻣하던 몸이 수련 정도에 따라 고분고분해지면서 점차적으로 몸의 힘도 빠지고 가벼워지고 몸도 굴복되어 부드럽게 길들어지게 된다.

호흡수련은 항상 기본자세를 유지하여 수련 중에 자세가 틀어져 있으면 바로 잡아주고, 입식자세의 경우 온몸의 힘을 빼어주고 안허벅지 힘만으로 기마자세를 유지하되, 힘이 들어가 있으면 힘을 빼주고, 고통스러우면 미소를 지어라.

수련을 시작하고 6개월 정도 지날 무렵에 용천혈이 열리고 나서 노궁혈, 백회혈, 회음혈, 하단전, 상단전, 중단전이 단계별로 자연스레 열려가는 과정으로 밟아라. 하단전에 힘이 생기고 나서 하단전에너지에 의해 상단(인당혈)이 저절로 열리게 하라.

이때 단전에 힘이 생겨나고 몸이 기통되면서 몸의 막혔던 부분들이 열려 나가는데, 하단전에너지에 의해 회음혈, 백회열이 몸 안에 수직으로 관통되면서 수련 정도에 따라 단전이 잡히고 탄력이 생기기 시작하는데, 끊임없는 정진수행으로 하단전의 축기로 단전을 키워라.

입식호흡 수련 주요점
수련에 앞서 몸풀기는 기본으로 하여 주어라
초보자의 호흡수련 시간은 40분대 이상 유지하라
(힘들면 1~2회 나눠서 한다)
수련시간은 1시간 이상에서 3시간 정도가 좋으며 오래 할수록, 자세 낮출수록 진척도가 높아지며, 몸은 더 가볍다
어떤 상황에서도 꾸준히 수련해야 소주천에 이르게 된다
하루도 건너지 말고 새벽에, 저녁에 연이어서 하면 좋다
새벽 시간대에 수련하면 몸이 가볍고
집중도 높으며 정진이 잘된다

(시간은 새벽 3~7시간대가 가장 좋다)

밤에 잠자기 전에 꼭 수련을 마치고 나서 잠을 청하라
밤에 서서 수련하다 이완이 되면 앉아서 해도 좋다
서서 40분 이상 수련 후에 좌식호흡하고 가급적이면 서서 해라

수련 중 졸리면 중단해라
잠자리 들 때 손을 단전에 모으고 호흡으로 수면에 들어가고
아침 기상시 호흡하고 있다는 인지를 하고 나서
단전에 손을 모아 집중 후 기상하라

주시하는 지점에 하단전이 있다 하여 집중하여 수련하라
주시하는 지점에다 잡생각을 두고 하여야 하며
잡생각에 빠지지 않도록 집중하고 수련하라

수련하다가 수면에 드는 경우
절대적으로 삼가하고 졸리면 중단하고
잠을 충분히 취한 다음에 수련하라
수련자는 하루 3시간 정도만 수면을 취하면 되므로 극복하라

수련시 숫자 세어 넣으면 집중도, 시간 체크에 도움된다
숫자 세기는 한 호흡(들숨 날숨)마다 숫자를 넣되 숫자에
연연하지 말고, 숫자는 수행도반으로 삼으면 도움된다
숫자는 자연의 수 12, 24, 36, 48, 60 중에 선택하라

잡념이 찾아오면 알아차리고, 잡념에 빠지거나
잡념이 생기지 않도록 집중, 관조하여 정진하라

소주천이 이루어진 다음에는 가끔 앉아서 수련해도 좋으나
좌식수련보다 입식기마 자세로
수련하는 것이 수월함을 알아차린다
소주천, 대주천 이루고 끊임없이 정진하여야 내공이 쌓이게 되며
정진에 정진을 하게 되면 단전이 몸 안 중심부로 서서히 이동하여
자리잡히며 호흡이 환골로 이르면서 환골호흡의 경지인
소우주 운용에 이르게 된다
환골호흡시에도 바라보이는 전방지점에 하심, 관조하여 정진하라
호흡이 환골에 이르게 되면 호흡에너지가 강렬해지게 되므로
전방의 하심지점에 초집중 초관조하여
정진에 정진을 끝없이 이루고 나서
또한 인간이길 포기한 다음에서야, 진인 경지를 지나고 나서
신선의 경지에 이르게 되는 사연의 구조이며
수련자는 정진수행만이 참 기쁨이라는 걸 몸으로 알아차리게 된다

일상으로 30~40분 정도 가벼운 보행산책 후 수련하면 좋다
수행자는 하루 1시간 정도의 걷기를 생활화하여라
힘 빼고 천천히 몸 움직임을 알아차리면서 걸어라
도인술 등 몸풀기는 몸이 완성된 후에도
일주일에 한두 번 실행하는 것이 좋으며
몸풀기 중 다리 찢기는 최고의 이완술이다

입식호흡 수련은 자연의 섭리에 따른 수련법으로 정도에 따라
수련의 보고를 얻게 될 뿐만 아니라 몸의 완성도에 따라
일상으로 환희를 얻어
무병장수 반영생 체제의 몸이 만들어지게 된다

입식수련은 본인의 의지만 가져주면 소주천, 대주천, 환골탈태를
통한 환골호흡 경지에 이르러, 대자연의 몸을 이루어 한 번뿐인
삶에서 살아있는 기쁨을 만끽하며 세상을 운용하게 된다

좌식호흡 수련

좌식호흡은 평생 수련하여도 몸이 이뤄지지 않으며, 수련이 깊어질수록 생체구조상 기체현상으로 기혈이 막혀, 상기 병 등 질병에서 자유롭지 못하나, 입식호흡을 하게 되면 만병에서 자유롭다. 좌식수련은 호흡을 동반하지 않은 명상, 선 수행 정도만 하는 것이 좋다.

단전호흡 완성과정

내동(소주천 전 단계)

정법수련 과정의 수련자는 수련 정도에 따라 아래 배꼽 세 치 하단지점에 단전이 서서히 잡혀 힘이 생겨나면서 단전이 꿈틀거리기 시작한다. 처음에는 단전이 약하게 잡히나 수련성과에 따라 점점 탄력이 생기면서 단전이 움직임을 갖게 되는데, 탄력받은 단전이 중앙부에서 좌, 우로 동하여 움직이기 시작한다.

수련 정도에 따라 축기되어 힘을 얻은 단전이 좌에서 우측 측면 방향으로 몸의 위쪽에서 보면 원을 그리는 모양새 따라 움직이다가 힘이 비축되며, 단전이 탄력을 받아 시계 방향으로 힘차게 움직이는데 이 과정이 내동과정이다.

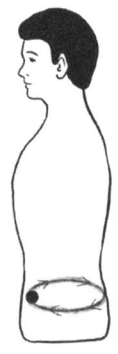

단전이 시계 방향으로 횡으로 원을 그리며
형성되어 축기되는 과정

소주천, 대주천

내동과정을 마치고 나서 어느 정도 축기를 쌓게 되면 단전에 힘과 탄력이 생기면서 단전이 앞에서 본 모습으로 배꼽 아래에서 시계 방향으로 원을 그리며 위쪽 방향으로 움직이게 된다. 원을 그리며 움직이게 되는데 이 과정이 소주천이다. 소주천을 이루게 되면 자연순리의 정통방식 수련으로, 온 힘을 다하여 수련하였다는 자연의 증표이며, 우주자연의 축복을 받은 것이다.

수련자는 마침내 우주자연학교 입학을 허락받은 것으로, 즉 단전 움직임에 의해 몸 안에 우주자연인 소우주의 기틀이 잡혔음을 하늘이 인정하여 준 것이며, 단전을 통하여 내공으로 운용하기에 이른다는 자연의 증표이다.

소주천은 단전호흡이 몸에 자연의 방식으로 각인된 것으로 수련에 따라 소주천 운용으로 축기를 하게 되며, 수련자가 수련 정도를 확인되어지는 과정마다에서 소주천 운기로 자연에너지를 축기하게 된다.

수련자는 수행으로 축기되면서 소주천과 대주천을 병행하여 자연스럽게 운기하게 된다. 소주천 이룬 자는 대주천(꼬리뼈 끝부분, 명문, 백회, 상단, 인중, 중단, 하단전, 회음으로 원 모양 그림)도 자연스레 이루게 되며, 운기시마다 늘상 소주천 운용으로 내공력이 쌓이게 된다.

복식호흡을 통하여 소주천을 이루고 나서 단전에 상당한 힘이 생기고 나면, 단전의 파워를 키워주기 위해 역식호흡으로 바꾸어주고 정진하여 수련하게 되면 2~3개월 지날 무렵 역식호흡으로 소주천을 이루게 된다.

역식호흡 소주천을 마치고 나서 수련 정도에 의해 단전에 파워가 생겨나면서 단전호흡시 호흡에너지의 강도가 정도를 넘어 몸의 부담을 느끼게 될 즈음에 이르러 호흡방법을 바꿔줘야 하는 단계에 접어든다.

이때 호흡방법을 관법호흡으로 바꿔줘야 한다. 관법호흡으로 바꾸고 나서 소주천을 거치면서 단전에 힘이 있고 부드러운 몸 상태를 유지, 정진을 하다 보면 내공이 점점 쌓여 단전이 몸속 안 중심부로 이동하게 되고, 정법수행의 정진으로 공력이 쌓이게 되면서 단전이 몸 안의 본래 자리인 소우주 환골로 정착하게 되어 소우주를 운용하게 된다.

소주천 과정

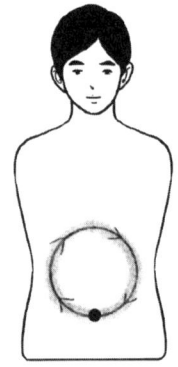

단전이 시계 방향으로 원 모양을 그리며 운기되는 과정

환골호흡

단전이 환골에 정착하고 나서, 숱한 환골탈태를 거치면서 내공 정도에 따라 진일보 성숙된 운기과정을 거쳐 호흡이 환골뼈 기통과 수억 겁 세월에 쌓인 환골재생 내공작업과 성장과정을 거치면서, 연령을 벗어난 환골로 성장되는 몸으로 진화를 마치고 나서 최고 경지에 이른다.

단전이 본래 자리인 환골에 이르게 되고, 자연에너지가 점차적으로 활성화되면 시공 초월하여 몸이 끝없는 진화를 이루게 되며, 무한대의 우주자연 에너지를 운용하게 된다. 환골운기 정진으로 치병 능력이 내공 최고 경지에 이르고, 수(壽) 운용하게 된다. 소우주 운용에 따른 환골탈태 9,000회 넘고 나면 몸은 자연계에 이름한다.

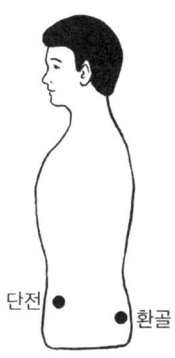

단전이 형성되는 과정

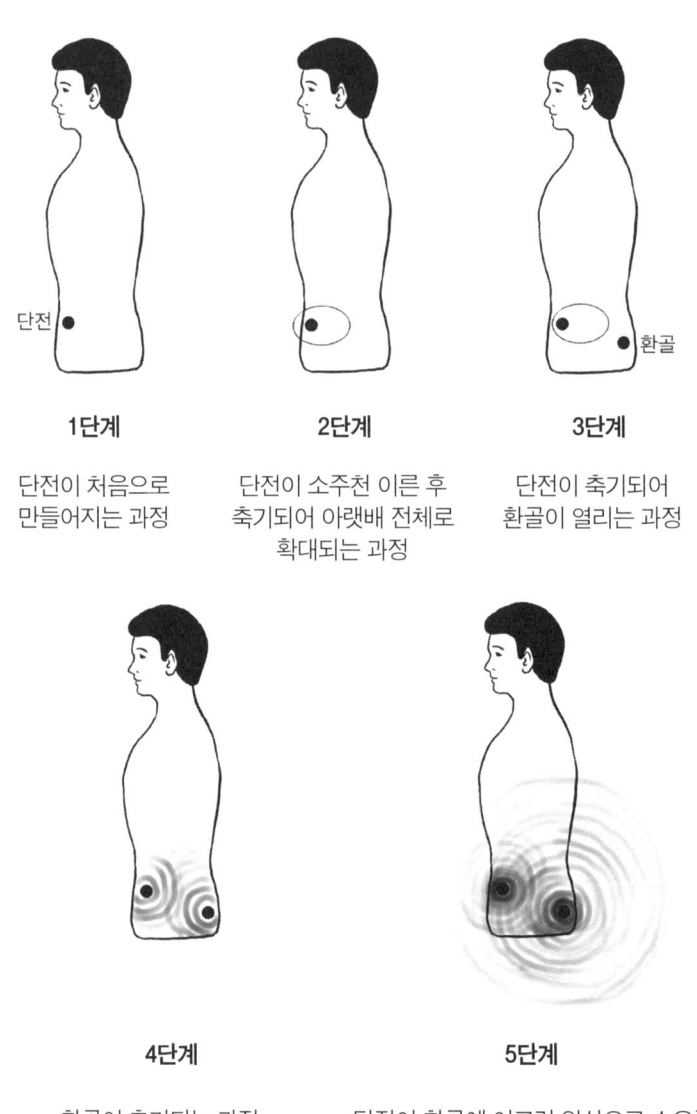

수련의 기본원칙 (1)

단전을 하심자리에 먼저 내려놓고
마음도 하심자리에 내려놓아 생겨나는 마음은 내다 버려라
버렸어도 남아있는 마음이 있는 것은
자신의 잘못에서 생겨난 것이니
수련의 진전을 위해서 버려야 한나
다 버리고 나면 혜안이 열리고 지혜가 저절로 들어온다

단전을 하심자리에 먼저 내려놓아
하심자리에 있는 단전을 관조하여 호흡하라
초보자는 단전 형성에 집중하여 수련하고
중급자는 단전 활성에 집중하여 수련하고
고수는 자연에너지를 활성 소우주를 운용하라

단전활성으로 몸속에 엉켜있는 부분들을 열어갈 때마다
생겨나는 고통은 반드시 하단전 힘에 의해 풀어가야 무탈하다
몸속에 엉켜있는 부분들은 실타래 풀듯 하나하나 열어라
하단전에 의한 완벽한 하심을 이뤄야
억겁의 우주를 풀어가게 된다

註)
몸속의 엉켜있는 뇌, 근육, 피부, 신경, 장기는
초급 수준에서 하나하나 풀려나가게 된다
소우주 운용 경지에 앞서 이뤄지는 환골의 엉킴은
고수자 수준의 단전에너지 활성에 의해서 풀어나가게 된다

수련의 기본원칙 (2)

수련자는 하단전에 의해 상단, 중단이 열려야 부작용 없이
순리에 따라 자연의 몸을 만들어 단을 운용하기에 이르게 된다

초급 수련자

단전호흡은 몸과 마음이 비어져 있어야
단전이 형성되기 시작하며
호흡이 탄력을 받아 하단전에 힘이 생기는 무렵부터 기감이 열려
하단전에 따뜻해지는 느낌부터 시작하여, 6개월 지날 무렵부터
용천혈, 장심혈이 잡혀, 몸이 가벼워지기 시작한다

이어서 백회, 회음, 상단, 중단이 열리게 되어 몸의 힘이 생겨
수행 전의 몸의 질병들이 하나둘씩 몸에서 떨어져 나가는 걸

느껴서 알게 되며, 수련의 보람을 얻게 된다
수련자는 열심히 수련하되 수도에 따라 하단전이 열려가는
정도에 따라, 몸의 변화는 하단전에 의해
기감과 급소들이 열려가야 정도의 수련의 길을 걷게 된다
수련자의 하단전 형성의 기초단계 과정이다

중급 수련자

하단전의 힘을 얻게 되면서 단전에 힘이 생겨 꿈틀거리는 등
힘을 얻게 되면, 단전이 좌에서 우측으로 횡 모양새로 움직이며
내동과정을 밟게 된다
내동과정에 이어서 소주천과 대주천을 이루게 되며
이때 단전의 움직임 따라 에너지가 발생된다
하단전의 힘이 생겨나고 하단전 움직임에 의해서
소주천, 대주천 이루게 되며
오직 하단전 움직임에 의해서 몸 수련도 수행을 하여라

고급 수련자

단전의 운기를 통해 단전이 활성이 되어 축기를 이루고
하단전이 몸의 소우주 자리인
환골에 이르러 환골을 아우르게 된다
하단전 소우주 운용에 따른
무한자연 에너지를 운용하기에 이른다

註)
수련자는 단전 활성에 의해 몸을 이루고 알아차리고
축기를 통하여 장생체제를 구축하게 되고
수련자는 오로지 단전의 움직임대로 생활화하여라

수련의 기본원칙 (3)

수련자는 수련시
힘이 들어가 있으면 힘을 빼주고, 또 빼주고, 또 빼주고
한 톨의 힘의 찌꺼기라도 남아있으면 빼주어라

수련자는 수련시
비우고, 비우고, 비우고,
버리고, 버리고, 버리고,
내리고, 내리고, 내리고 하여
단초의 편안함, 안주(安住)에 머물지 말라
세세히 면밀하게 각성하여 알아차리고 관찰하라

머무는 순간 집착이고
안주하는 순간 집착이고

느끼려 하는 순간 집착이다

모든 게 다 버려져 있어야 자연으로 접근이 되며
모든 걸 초월하여 극복하는 것이 수련이다
안주하려는 순간부터 수련이 아니고 휴식이다

수련은 못 이룰 게 없이 담금질하는 과정으로
자연으로 접근되어 자연과 똑같이 이루는 것이다
자연은 한 점의 머무름도 의구심도 없는 자체이다

수련의 기본원칙 (4)

초심으로 시작하고
초심으로 돌아와서 마쳐라
수련에 임할 시 처음으로 시작하는 마음가짐으로 시작하여야
자연으로 접근이 물 흐르듯 허용된다

자신이 특별하다는 자세로 수련에 임하거나
컨디션이 괜찮아 이번엔 잘 될 것이라는 자세로 임하거나
앞전의 수련도가 높아 이번에도 잘 될 것이라는 자세로 임하거나
자신은 남보다 다방면으로 앞서는 수련자라든지
초심이 흔들리거나 자만심으로 수련에 임하게 되면
자연의 세계에서는 누구도 절대로
특별하지 않다는 깨우침의 시간과
기다림의 관문을 경과하고 나서야 경지에 이르게 된다

수련자는 겸허히 수련에 임해야
대자연의 경지에 이르게 되는 것이니, 항상 초심을 잃지 말라

아무리 애써봐도 수련의 경지에 이르지 못할지라도
끝끝내 버티고 인내하고 참아내면 결국에는 초자연에 이르게 된다
끝까지 버티고 이겨내고 나서야 경지에 이르게 되는 것이니
경지에 이르지 못했다는 것은 아직도 자연이 열리는 시간만큼
인내하여 버티어내지 않은 것이다

수련은 몸이 근본에 이르는 훈련을 하는 과정이다 ~자연인~

환골 (1)

    환골은 '나'라는 존재를 지탱해주는 본거지이며, 살아 숨 쉬게 하는 생명체의 원천이자, 몸 에너지의 근원지이며 종결지이다. 환골이 형성되어야 생명체 탄생을 구성하며, 병을 다스리며, 생명을 연결하는 수명을 장악하며, 생명체의 삶이 기록 저장된다. 환골은 우리 몸의 소우주이다.

환골의 역할은?
몸을 살아있게 하는 원동력이다
숨 쉬고, 생명을 불어넣는다
혈액을 만들고 신체 전반으로 순환시킨다
신체 각 기능, 성능을 가동 작동하는 동력을 만든다
성장과 진화를 이끈다

이완력, 질병 회복력을 갖춘다

수명력을 관장한다

몸 속힘과 지구력을 이끌어낸다

생식능력, 정력을 가름한다

내공력, 기력을 만든다

생명에너지를 만들어낸다

성격과 신체구조를 만든다

생체 기록이 저장된다

젊음과 노화의 계산기이다

환골이 작동되는 한 숨이 멈추지 않는다

환골에너지가 멈추면 숨이 멎는다

환골의 바깥 통로는 인중혈이다

몸의 우주이다

환골은 인위적으로 활성되지 않으며

소박, 절제, 이완은 회복에 도움이 된다

단전 활성에 의해 환골이 회생, 성장, 진화된다

註)
단전을 이루고(소주천 과정), 환골탈태를 수천 회를 거치고 나서
환골이 소통되어 부드러워지고 나면, 단전이 환골에 이르게 된다
인위적으로는 불가하며 몸이 이뤄져야 가능하다

환골 (2)

환골은 우리 몸의 소우주이며, 그 움직임은 우주와 같다. 그 깊이는 우주의 끝 넘어서도 끝이 없으며, 에너지는 무궁무량 무한대이며, 또한 시작도 끝남도 없다. 무에서 유를 창조하고 끊임없는 팽창과 진화가 전개된다(빅뱅). 그 움직임은 오묘하고 신비롭고 질서정연하며 언제나 새롭고 무상(無常)하며, 환골에서 뿜어 나오는 에너지는 무한대 자연에너지이다.

우리 몸 탄생의 생명선 연결고리로 그 움직임은 4~12차원 넘어 무궁하다. 우주환골을 운용하려면 오랜 세월 고행을 거치고, 수많은 환골탈태 넘어 우주자연이 몸으로 열려야 한다.

환골은 기력이 왕성하면 활발하고 기력이 떨어지면 약화된다. 환골의 움직임은 몸이 8차원 이상 운용하여야 한다. 환골은 몸의 탄생, 소멸, 재생, 회복, 성장을 가져다주며, 기, 혈, 정을 생성하며 생명력인 수명을 감당한다. 환골은 기, 혈, 정, 뼈, 근육, 세포, 신경선, 우리 몸의 모든 신체와 연결되어 있는 수명의 본산이다.

註)
환골의 위치는 일반인은 꼬리뼈 안쪽 주변이며,
수련에 의해 축기되면 단전을 중심으로 꼬리뼈, 엉덩이 전체,
머리끝, 손끝, 발끝, 몸 전체로 확대된다

환골에너지 (1)

　우주만물은 에너지 발생으로 존재하고 에너지 활성에 의해 성장하며, 에너지가 소멸되면 사라진다. 인간은 환골에서 에너지를 만들며, 생명에너지를 만들기 위해 숨을 쉬고, 혈액을 만들고, 몸 전체 기관에 혈액을 통하여 영양소, 면역물질, 산소를 공급 순환시켜 몸 전체 기관을 활성한다. 환골은 인간이 살아 숨 쉬게 하는 생명에너지 발생, 공급하는 기관으로 환골에너지 활성도에 의해 성장, 진화된다.

　환골에너지 저하에 따라 몸의 약한 기관부터 문제가 생겨 질병이 발생하며, 환골에너지가 활성되면 질병은 사라지고, 환골에너지가 약화되면 질병이 악화 또는 만성화된다. 만성화된 질병이라도 환골에너지만 활성되면 악성 고질병은 저절로 사라지게 된다. 환골에너지가 멈추면 숨이 멎는다.

환골에너지는 인간의 생명에너지이며, 인간은 환골에너지에 의해 탄생, 성장, 진화, 질병, 죽음 등 운명이 결정된다. 환골에너지 활성은 인위적으로는 불가능하며, 몸의 너그러움에 의해서만 활성되는 자연에너지이다. 몸의 너그러움이란 몸의 따스한 부드러움의 몸의 언어로, 환골 즉, 속엉덩이의 따스한 부드러움을 뜻하며, 몸속이 부족하고 여리고 비어있으면 활성되지만, 강압적이거나 인위적인 채움에서는 약화된다. 환골에너지의 활성은 살아있는 원동력이며, 환골에너지가 고갈되지 않는 한 숨이 멎지 않는다.

무(無)에서 에너지 발생에 의해 유(有)가 되고
태양이 존재하고, 지구가 존재하고,
인간이 존재하는 것은 자연에너지 활성에 의한 것이다

환골에너지 (2)

　나무는 뿌리가 튼튼해야 양분을 섭취하여 성장할 수가 있고, 버팀되어 비바람이나 온갖 세파에도 흔들림 없이 오랜 세월 버틸 수가 있으며, 인간 몸의 근간이 되는 뿌리 부분이 환골이다.

　인간 몸의 성장과 질병 회복을 관할하는 곳은 환골이며, 환골의 역량이 그 사람 수명, 생식능력, 인격이 결정되는 속힘인 에너지의 원천이며, 생명의 잉태 또는 무거운 것을 들어 올릴 때 몸 안에서 솟아나는 원초적인 속힘의 근원지이다. 나무는 뿌리가 튼튼해야 100년 1,000년을 지탱하며 살게 되고, 우리 인간도 뿌리에 해당되는 환골을 활성하여 주면 100년, 1,000년을 버티어낼 수가 있다.

　환골은 우리 몸의 에너지원으로 그 기운만큼 수명이 정해지며 환골의 자연에너지가 고갈되지 않고 재생방법을 잘 활용하면 인간도 1,000년 넘게 지탱할 수가 있다. 환골에너지가 고르지 못하면 몸의 자생력이 떨어져서 건강한 혈액생산도 어렵고 기혈순환도 원활치 못하여 정신적, 육체적 질병이 생기게 되며, 성장기에 환골에너지가 활발하지 못하면 성장력이 약해서 성장발육이 떨어지게 되며, 정신적으로 미숙할 수도 있다.

환골에너지가 왕성하면 성장력도 좋으며, 기력, 정력, 활력이 좋으며 면역력이 좋아 질병에도 강하다. 우리 몸의 모든 병은 환골에서 다스리며, 환골을 다스려야 몸의 어떤 병도 완치가 가능하다. 환골에너지는 우리 몸을 이완, 재생시켜 주어 혈행 및 활력을 불어넣게 되며, 환골에너지가 고갈되지 않으면 우리 몸은 멸하지 않는다.

몸의 혈액, 뼈, 장기 모든 기능은 에너지를 얻기 위한 기관이며, 환골은 우리 몸 소우주에 해당되는 부위이며, 일상에서 환골에너지가 활성되는 행위는 비어있고 부족하고 여리고 이기지 않으려는 마음, 배려하는 마음, 부족한 식사량, 부드럽고 비어있는 몸을 유지하면 활성되고, 강력함이나 인위적인 행위에서는 약화된다.

우리 몸 소우주 환골에너지는 우주자연의 4차원 에너지로 몸이 비어있을수록 활성되며 자신의 노력으로 활성화하려면 호흡수련을 통하여 몸이 경지에 이르러 환골에너지 운용해야 소우주 경지에 이르게 된다.

수련시 주의사항

기본으로 시작하고 기본으로 돌아와서 마쳐라
주시하는 한 지점에다 마음과 단전을 내려놓고
호흡하면서 관조하라
어떤 상황에 이르러도 하심을 놓지 말라
호흡은 부드럽게 하고 인위적으로 길게 하지 말라
지호흡(호흡을 멈추어 끊거나, 숨을 지연하는 행위)은 절대 하지 말라
단전이 환골에 이르면 호흡이 30분대 이상으로 저절로 길어진다
더 이상 고통을 참을 수 없을 지경에 이르면 살짝 미소를 지어라
더 이상 참기 힘든 고통에도 타협하지 말고 극복하여라
정석을 벗어난 기교는 절대 금물이다

호흡 지도의 스승을 함부로 선택하지 말라
몸이 완성된 사람에게 지도를 받으라(소주천, 대주천 이룬 자)

단전호흡 수련을
철학적, 종교적, 상업적, 사상적으로 수련하지 말라
서적, 이론, 구술, 자신의 판단 하에 수련하면 절대로 잘못된다
자연순리 방식 외의 어떤 궁리, 미혹함도 갖지 말라
생체구조상 좌식호흡 수련은 기체현상 등으로 반드시 병을 얻는다
강압적, 요령 위주, 인위적인 방법으로 수련하면 절대 안 된다
수련을 마치고 나서 마음이나
몸에 찌꺼기가 남아있지 않도록 해라
수련은 몸 알아차림이 더 이상 이룰 게 없을 때까지 하는 게 좋다
수련자가 병이 있거나 생기는 것은 잘못된 수련에서 오는 것이며
바른 수련을 하면 몸의 어떤 병도 사라진다
수련자가 질병을 얻거나 단명하는 경우는 정통 수련법이 아니다
눈을 감고 수련하면 자신에 갇혀
습에 갇히게 되니 하심과 집중하라

환희, 지복감에 빠지는 순간에도
집착으로 변하지 않게 초집중하라
하심이 철저하지 못하면
중단, 상단이 막혀 상기 병 등 걸리기 쉽다
상기 병에 걸리면 정통 수련법 또는 역식호흡을 해주면 낫는다
정통호흡 수련방법을 선택하면 만병에서 해방되고
몸 알아차림을 통해 장생체제를 운용하게 이른다

몸 깨달음

　몸속에 단전이 자리잡히면 몸속 에너지 움직임 활성화 과정에서 몸속의 자연에너지의 움직임을 통하여 각종 장기의 구성과 역할, 기능 등 모든 급소가 열리면서 알아차리게 되며, 생체 활성을 통하여 무병장수 체제는 물론 시공을 초월한 몸속 생명에너지 활성을 극대화하여 수명연장은 물론 스스로 자신 몸 안팎의 성장과 진화 능력이 생겨난다. 즉 몸을 깨닫는 것은 수련을 통하여 단전 활성화를 통하여 몸속의 우주자연을 경영하는 것이다.

　몸을 깨달음이란 몸속 단전 움직임을 인지하여 생명의 탄생, 성장, 진화, 질병의 생겨남, 질병의 치유, 노화, 경직, 이완, 몸 에너지의 활성화 또는 극대화를 이끌어내어 생명력의 연장, 몸과 자연우주와의 연결고리를 운용하기에 이른다.

마음을 깨닫다는 것은 마음의 근원을 알아차리고 다스리는 것으로, 마음이라는 하나의 관문을 통과하여 마음자리를 통달하는 것이 겠으나, 몸을 깨닫는 것은 몸의 근원을 알아차리고 운기를 통하여 수천수만의 관문을 알아차리고, 그동안의 잘못 사용되었던 몸속의 기능을 바로잡고, 그 기능을 활성화하여 자신의 몸을 진일보 성장과 진일보 진화를 이끌어내어 몸을 고품격화시키는 것은 기본이며, 자신과 타인의 치병 다스림과 무병장수 체제의 몸을 끊임없이 추구하면서 갖추어가는 것이다.

바른 수행이란

수행을 하면서 '나'를 놓치지 말아야 하며
수행 중에 나타난 고통은 자신의 지나간 삶에서 생겨난 것으로
고통을 통해 삶과의 연결되어진 그 잘못되어짐을 알아차리고
그 잘못되어짐을 느껴 알아차려야 올바른 수행인 것이다

수행 중에 생겨난 고통과 괴로움을 기피하거나
편안한 수행방법만 택한다면 그 수행은 그릇된 수행방법이다
참을 수 없는 마음의 괴로움과 몸의 고통을 이겨내어
넘길 때마다 참 지혜가 열리게 된다

맹목적으로 정진하거나,
신앙을 목적하거나, 기교를 바라거나,
의도를 두고 행하는 수행은 그릇된 수행법으로 얻을 게 없다

그릇된 수행은 몸의 병을 얻게 되거나,
정신적인 혼돈과 괴리로 마음의 병을 얻어
삶이 편협에 이르게 된다

항상 초심으로 시작하고
감사함으로 마감하고
근본을 벗어나지 말고
늘 자연을 벗 삼으라

순리를 벗어난 수행은
수행방법이 그릇된 것으로
수행으로 인하여 많은 것을 잃게 된다

참 수행

앉아서 하는 좌선수행은 가벼운 명상이나 마음자리 선(禪) 수행은 무난하나 호흡을 동반한 좌선호흡을 깊이 있게 수련에 임할 시, 몸과 마음이 진정한 합일을 이루지 못하는 관계로 무리가 따르게 된다. 좌선호흡 수행은 마음이 정(靜)에 이르고 나서 마음자리를 벗고, 단전을 통하여 몸 알아차림 과정을 거쳐 몸(身)이 정(靜)에 이르러야, 수억 겹의 몸 안 우주를 섭렵하여 대자연의 완성도를 이루게 되나, 좌선방식 호흡수련 방식은 몸이 정에 이르렀다 해도 보편적인 무념무상이나 환희에 안주하는 수준인 빙산의 일각 정도의 몸 알아차림으로 몸과 마음이 혼돈상태 수준에 머물고 마는 수련 정도로, 그 이상 몸 진전이 이뤄지지 않아 무량 우주자연의 몸 깨달음으로 이어지지는 않는다.

수행은 몸이 진전이 되어져 가는 정도에 따라 몸 깨달음이 열려 나가면서, 시계와 차원이 열리고 우주자연인 몸은 정진에 정진을 끝없이 이끌어 완성도를 이뤄가는 과정이다. 몸을 정진한다 함은 마음이 이미 없어진 상태에 진입(4차원 이상의 마음이 필요하지 않는 단계)하여, 몸 알아차림의 상태인 초보단계에서는 단순한 환희에 접어드나, 중급단계 이상에서는 진척되어지는 몸 대화를 통하여 4~12차원의 우주에 진입되어, 몸이 끝없이 진화되어져 가는 과정마다 몸을 한 단계 한 단계 성장시키면서 몸 안의 소우주 운용을 통하여 우주자연을 섭렵하게 된다.

몸이 자연이 되어버린 단계에 접어들게 되면 마음이 존재하지 않으며, 몸 언어로만 알아차리게 되며 4차원, 5차원, 6차원, 7차원, 8차원 …… 12차원으로 단계별 몸 알아차림을 통하여 진입하게 된다. 좌식수행은 몸이 진전되어지지 않기 때문에 정신이 혼돈 또는 막연한 상태에만 머물게 된다. 수행은 몸의 단계마다의 알아차림으로 열려가야 올바른 정도수행이다. 마음수행은 몸을 열어갈 수가 없는 자체 즉, 몸 안에 머물러 있기 때문에 자신의 습을 벗어나게 되질 못하게 된다.

마음수행을 오래 하다 보면 사실적 접근이 없는 관계로 인한 잡념의 혼돈으로 정신적으로 문제가 되어질 수가 있다. 뼈, 근육, 혈행 등 기 순환의 장애로 면역력 저하, 하체 부실, 무릎 손상, 폐, 뇌, 신장 등 호흡기 문제 발생, 위장장애 발생 등 문제가 될 소지가 많다. 즉 자연과 완전한 합일을 이루지 못하기 때문에 공상, 망상에 이어 수행으로 생겨나는 고질병을 피해가질 못한다.

수행은 움직임인 행보가 따라주어야 정도수행이다
움직임이 없는 것은 아무것도 이뤄지지 않는 공상일 뿐이다

몸이 한 단계 한 단계 열려가고 알아차림으로 시공을 벗어나서 몸이 성장과 진화되어지고 하는 과정마다에서, 자연에너지 운기에 따른 몸의 고통을 통하여 잘못되어짐을 알아차려 몸을 바로 잡아주어야 진일보 향상되어진 몸 성장과 진일보 진화를 통한 진정한 깨달음이다. 즉 움직이지 않는 수행은 망상일 뿐이다. 망상은 자신만의 세계인 궁리이며, 궁리는 자신이 파놓은 함정이다.

도행(道行)은 움직임이 있어야 하며, 바른 행보가 동반되어야 정도이다. 움직임이 없는 생각은 망상일 뿐이며, 불필요한 마음이란 자신하고 아무런 상관이 없음을 알아차리고 나면 더 이상 생각나지도, 떠오르지도 않는 게 마음이다.

진정한 성사(聖子)는 수행과정에서의 발걸음 따라, 행동거지 따라 자연의 섭리인 진리를 터득하였다. 책을 보고 논리적으로 꿰맞추는 철학자나 성인군자같이 생각하는 착상에 따라 이론화하여 말을 꿰맞추어 늘어놓는다면 그저 공상일 뿐이다.

註)
좌선호흡 수행이 하나를 얻기 위한 편협한 수행이라면
입식수행은 12를 넘어 60갑자를 넘어 우주자연을 운행하는 수행으로
몸의 완성을 통하여 우주를 이뤄, 우주자연을 운용하는 것이다

몸 수행은 자연에너지를 운기,

　　몸이 자연에 이르는 것이다　~자연인~

수련을 하면

마음의 움직임을 알아차리고
몸의 움직임을 알아차리고
일상에서 잘못됨을 알아차린다
이는 세상의 움직임인 세상의 이치를 알아차리고 나서
세상일에 현명하게 대처하는 행위로 일상을 열어가는 것이다
이 알아차림이란 후회가 없는 사실 행위로
절대 행위가 되는 것이다

단전호흡을 하면 기, 혈이 왕성해져 골격, 근육, 세포, 장기 등
신체 전체가 젊게 바뀌며
기존에 있던 모든 병은 걷히게 되며
기골이 장대해져 건강한 삶을 살아가게 된다
또한 내공이 깊어지면서 성격이 관대해지고

세상이 여탈해지며, 사리판단이 정연해지고
우주자연과 동일체인으로 재탄생되어
세상살이 의혹이 없어지게 된다

정도수행

늘상,
몸을 살피고
마음을 내려놓고

남을 헤아리고
자연을 벗 삼으며
소박한 일상을 즐기는 것이다
나를 위하면 잃고
남을 위하면 얻으니
자신을 내려놓아 비우고
세월을 즐겨 노래하는 것이다

註)
정도수행이란 정통 수련방식에 의하여 수련 정도에 따라
몸에 단전이 생겨나, 단전 움직임에 따른 몸 알아차림으로
몸속의 모든 병을 저절로 다스리게 되며,
노화를 알아차려, 노화억제 체질로 바뀌게 되어
무병장수의 길을 걷게 된다

하심하는 방법

수련이란 한 지점에 몸과 마음을 내려놓고 관조하면서 마음자리, 몸 자리를 집중하여 관조하는 것이 하심이며, 단전호흡 수련은 하심이 완벽하지 못하면 수행의 진척도를 이끌어내지 못하게 되어 수련보다는 그냥 휴식에 불과하다.

단전호흡 수련자는 하심자리에다 단전을 먼저 내려놓고 관조하면 마음도 관조자리에 따라서 내려오는데, 마음은 객이다 생각하고 관심 두지 않다 보면 결국에는 마음은 사라져 없어져버리게 되며, 명석한 관조가 이뤄지다 보면 마음은 자신과 상관이 없는 걸 알아차리게 되고, 그러면 마음은 사라져버리고 단전만 남게 된다.

단전호흡 수련은 완벽한 하심이 이뤄져야 단전에서 오는 무한대 자연에너지를 몸 안에서 다스려 운용하게 되며, 수련 정도에 따라 몸이 진전되어 수련의 성과를 얻게 된다.

몸 수련시 하심하는 방법

○ 입식수련시 전방 2~3m 한 지점에 눈을 가볍게 뜨고
  먼 산 바라보듯 집중하라
○ 바라보이는 지점에 몸과 마음을 내려놓고 관조하라
○ 마음이 떠오르면 떨쳐버리고 집중하여 관조하라
○ 잡념에 빠져들지 않도록 관조하라
○ 잡념이 사라지면 사라지는 대로 관조하라
○ 또 잡념이 생기면 떨쳐버리고 관조하라
○ 그러면서 잡념이 안 떠오르게 관조하다 보면
  생각이 자신하고는 아무런 상관이 없음을 알아차리게 되고
  생각은 하지 않게 된다
○ 생각이 사라지고, 계속 집중하여 관조하라
○ 계속 관조하면서 무념무상의 경계를 넘어
  다른 차원의 시계를 넘어 관조하라
○ 다른 시계가 펼쳐져 감을 계속 관조하라
○ 수련자가 몸을 내려놓는 것은
  단전을 내려놓고 주시하는 것이다
○ 주시하는 지점에 마음이 사라지고, 몸도 사라지고,
  단전도 사라지고, 에너지만 남게 되면 에너지 운용만 하라
○ 수련자는 단전 움직임에 따라 에너지가 발생되며
  단전이 몸속 본래 자리인 환골로 이동하여 자리가 잡히면

무한자연 에너지 운용에 따라 환골기능을 활성하면서
　　몸의 성장과 진화를 이끌어내어
　　생명력인 수(壽) 운용하게 된다
　　환골에서 뿜어 나오는 자연에너지를 시공을 떠나
　　무한대 운용하게 된다
○ 수련자는 환희 또는 수련의 최고조의 경지에 이르렀어도
　　단초도 방심하지 말 것이며, 초집중을 통한 초극기와
　　초연한 수련자세로 초지일관하여
　　끊임없는 몸의 진화를 이끌어내는 초인적인 운기를 하여라

註)
수련자가 하심이 안 되면 혼미상태에 머물다 병을 얻는다
단전호흡을 통하여 수련을 하여야 완벽한 하심을 계속 유지한다
다른 시계에 진입하여도 흔들림 없이 관조와 정진을 이어갈 수가 있다

단전호흡을 통하여 수련하여야 정법수련으로서 참 지혜가 열리며,
마음은 내가 아닌 나그네라는 것을 알게 된다
몸이 진화되어져 감을 끝없이 관조하여야,
다른 시계와 우주자연의 무한대 자연에너지를 운용할 수가 있다

수련방법의 정의

　인간은 환경 적응도 및 개인 도량에 따라 끊임없이 진화에 진화를 거듭하고, 개개인의 노력 여하에 따라 몸의 성장과 진화가 이뤄진다. 또한 인간은 보편적인 고등동물에서 보행방법이 직립보행으로 바뀌게 되면서부터 두뇌, 척추, 골반의 획기적인 진화과정을 거치면서, 자연의 걸작품 생명체로 전환, 진화되었으며, 개개인의 역량과 환경에 따라 끊임없이 선량한 방향으로 진화가 이뤄지는 생명체이다.

　명상이나 가벼운 수련은 좌선수련 방법도 무방하나, 개인의 도량에 따른 진화가 이뤄지는 몸 수련방법인 단전호흡 수련에 있어서 좌식호흡을 하게 되면, 몸 전체가 아닌 반쪽에 해당되는 상반신의 진화를 이끌어내는 모순으로, 우주자연의 무한대 자연에너지를 온전히 감내할 수가 없게 되며, 이로 인한 기체현상 등이 발생, 그릇된 방법의 수련에 따른 몸의 병을 얻거나 요절하게 되는 경우가 생기게 된다.

　입식호흡 수련방식은 수련 정도에 따라 몸의 진화를 이끌어내는 정통 수련법으로서, 몸이 자연스레 우주와 하나를 이뤄 순리에 따라 기통되면서, 노력 여하에 따라 어렵지 않게 소주천 등을 이뤄 우주자연의 몸으로 완성을 시킬 수가 있다. 입식방식의 수련은 순리에 따른 방식으로 몸이 진척되어져 가는 걸 수련자가 알아차리게 되며, 좌식수련보다 힘이 덜 들게 되며, 무량자연 에너지를 몸으로 운용되기 때문에 올바른 수련자세 유지와 완벽한 하심이 기반이 되어야 한다.

　육체적인 고통, 정신적인 걸림 등 모든 것을 다 이겨내고 넘어서고 나서야, 참 지혜를 몸에다 각인할 수가 있으며, 어떠한 고난에도 흔들림 없는 자세를 유지해서 수행하여야 한다. 걸음걸이마다 올바른 보행법과 일상생활에서의 움직임 자체를 몸으로 하나하나 그대로 실행하면서 수행하여야 참 지혜를 얻게 되는 수행으로, 즉 수행이 일상이요, 일상이 수행이여야 한다.

　일상생활에서 겪지 않은 수행이나 체험을 바탕으로 하지 않은 수행은 정신이든 몸에서 이뤘다 하여도 일상에서 쉽게 무너져버릴 수가 있다. 몸을 움직여 행동하는 자체에서 지혜가 생기며, 움직임 자체에서 그 잘못되어짐을 알아차릴 때 지혜가 열리게 된다. 일상에서 지혜를 열어가는 수련법이 바른 수련법이며, 일상에서 잘못되어짐을 수련에서 알아차려야 각성이 되어 참 지혜가 열린다.

현실을 도외시한 맹목적인 수행은 공염불이 되기 쉬우며, 수행 자체가 삶의 수단을 얻기 위한 수행이라면 참 지혜를 얻지 못하게 됨은 당연하다. 수행은 지혜가 열리어 그러한 사실을 알아차렸을 때 알아차림을 몸에 각인하면서 단계별로 되어져 가는 게 정법수행이다. 수행이 수행으로 끝나지 않고 일상으로 연결되어야 참 수행이다.

좌선호흡 수련자가 병이 생기게 되는 것은 생체구조적으로 입식 생활하는 인간이 앉아서만 수련을 하게 되면 반토막만 수련하기 때문에 단전이 미숙하여 기체현상 등 여러 장애요인이 생기는 것은 당연하다. 좌식호흡 수련자는 수행에서 오는 질병을 완벽하게 다스리지 못할 뿐만 아니라, 많은 수련자가 요절하는 주원인이기도 하다. 바른 수련자는 모든 질병에서 자유롭고, 운기를 통한 몸의 알아차림으로 생사를 아우르게 된다.

註)
인간은 직립보행을 하면서 진화된 생명체이다
입식호흡 방식으로 수련하여야 몸 전체로 우주자연을 섭렵할 수가 있으나
좌식호흡 방식으로 수련하면 빙산의 일각인 1/10 정도 수준의
우주자연을 느낄 정도뿐이며, 계속 좌식수련을 강행할 경우
기체현상 등으로 몸이 병들어 수련을 지속할 수가 없다

관조

마음 관조

　수련자가 명상, 수행 등으로 집중을 통하여 마음을 내려놓는 자리, 즉 하심(下心) 지점에다 마음을 내려놓아, 마음의 생겨남과 사라짐을 알아차리고, 그 마음을 관찰하는 것이 관조(觀照)이다. 바라보이는 한 지점에 집중을 통하여 마음을 내려놓아야 한다.

　집중을 통하여 잡념이 생기지 않도록 한 지점에 주지하고 바라보되, 잡념이 생기면 팽개쳐 버리고, 또 잡념이 생기면 팽개쳐 버리고, 잡념에 빠지지 않도록 바라보다 보면, 그 잡념이 자신하고 상관이 없다는 걸 알아차렸을 때, 잡념은 일어나지 않고 무념무상의 관문에 진입하게 되는데, 최고조에 이르렀어도 수련자는 극기를 넘어선 초집중을 통하여 관조를 놓치지 말고 자연계의 움직임을 알아차려 생명에너지를 보아라.

이때 눈을 감거나, 자신의 내면으로 도취되거나, 안주하려거나 할 경우, 집중이 아닌 집착으로 변질되어 관조가 흐려지거나 흔들릴 경우가 발생하는데, 항상 초심과 정심으로 정진하여 수행에 임하여야 하며, 자신의 내면으로 파고들 경우 정도수행에서 벗어나게 되어 빙의나 정신적인 혼미 증상 등 많은 문제점이 발생되기도 한다. 그릇된 수련에 빠져들 경우는 정도수행에서 벗어나게 되므로, 바라보이는 한 지점에 자신의 마음을 내려놓아 한 치의 흐트러짐 없는 초집중, 초관조로 정진하여야 정법수행이다.

몸 관조

수련자가 단전호흡 수련으로 마음과 몸을 한 지점에다 하심(下心)을 통하여 집중하여 바라보고, 마음이 생겨나고 사라짐을 바라보고, 그러한 마음이 안 생겨나게 집중하다 보면 마음이 걷혀진다. 수행이 깊어지면서 끊임없이 생겨나던 마음이 점점 시들해지고, 그러한 마음들이 자신과 아무런 상관이 없다는 걸 느껴 알아차리게 될 때쯤 되면, 그러한 마음이 사라지고 웬만해서는 일어나질 않는다.

마음이 사라지고 나면 몸만 남게 되며, 집중을 통하여 관조하는 지점에 단전을 내려놓아 관조하면서, 바라보이는 단전자리에다 집중하여 호흡을 하다 보면, 몸은 사라져버리고 단전만 남게 된다. 단전 또한 집중 호흡을 통하여 정진하다 보면 단전이 자연과 일체를 이루면서 몸은 우주공간에서 체중감이 사라지고 단전 활성에 따라 단전이 동하여 움직이면서 절대 경지에 이르러 단전에서 뿜어 나오는 자연에너지를 운용하기에 이른다.

　자연에너지가 뿜어 나올 즈음에 이르면 입신의 경지에 이른 상태이며, 계속 단전호흡 수련을 통하여 정진하게 되면 단전의 자연에너지 활성에 따라 진일보 향상된 몸으로 성장과 진화를 이끌어내어 정진에 정진으로 이어지고, 몸 알아차림을 통하여 운기와 축기를 통하여 시공을 벗어나 무병장생 체제의 몸이 만들어지면서 환희의 춤을 춘다. 단전을 바라보이는 하심지점에 땅바닥보다 세 치 밑에다 두고 운용을 해야 무한대 자연에너지를 순항시킬 수가 있다.

　수련자의 끊임없는 수행에서 모든 것을 다 내려놓고 비워놓았다 해도 끝까지 놓지 말아야 할 것은 관조이다. 관조를 놓아버리면 수행이 아니고 휴식이며, 수행자는 끊임없는 버림에서도 관조는 버릴 수 없는 도반이다.

註)
생각이 끊어져서 없어지고 나서, 알 것도 없고 모른 것이 없는 상태, 무아지경의 경지에는 절대 자연에너지가 있다. 몸을 통하여 우주 끝을 섭렵하고 나면, 환골에서 생명에너지인 자연의 환희에너지가 솟아나는데, 우주자연 에너지 충만으로, 더 이상 충전할 수 없는 상태에 이르렀어도 운기를 통하여 재충전하여 생명력을 비축하다 보면 몸은 무한 자연계에 이르게 된다.

마음의 실체

생각은 해도 그만이고 안 해도 그만인데, 안 할수록 몸은 편안하고, 지나치면 짐이 되어 병을 얻게 된다. 마음이란 반대 급부가 없는 자신만의 일방적인 생각들이 대부분으로, 마음의 상대방과는 아무런 관련이 없거나 무관한 것으로, 생각하는 자신만이 그 안에 갇혀 헤어나질 못하고 혼자서만 별의별 궁리하거나 속으로 끓거나 하는 것으로, 마음은 일으켜서 생각해도 그만이고 안 해도 그만인 실체가 없는 것, 즉 주인공이 아닌 나그네인 것이다.

마음의 상대방은 어찌지도 않는데 혼자서만 우물 안 개구리격인 헛꿈에 불과한 아무것도 아닌 것에 갇혀서, 상상의 날개를 펼쳐 주인공인 몸뚱이는 가만히 있는데 나그네인 마음만 구만리 왔다 갔다 하는 쓰잘머리 없는 망상에 사로잡혀서, 잡다한 생각에 갇혀 있다 보니, 주인인 몸뚱이는 지쳐서 꼭 해야 할 실행은 요원하게 된다.

생각은 자신하고는 아무런 상관이 없는 잡념으로, 잡념을 없애는 방법은 평소 집중을 통하여 마음을 팽개쳐 놓는 훈련을 쌓아야 하며, 그러한 원인을 만들지 말아야 한다. 마음을 다스려 팽개쳐 놓는 것도 수양이고, 마음이 생겨나지 않게 일상에서 언동(言動) 하나하나를 함부로 하지 말아야 생각을 줄일 수가 있다. 행동을 삼가해서 어느 누구에게서나 마음의 얽매임 없이 살려 한다면, 남에게 마음에 남거나 상처를 주는 언동을 삼가해야 그 사람으로부터 자유로우며, 평소 과욕을 삼가고 소박한 일상을 열어주어야 세상으로부터 편안하고 자유롭다.

원수를 용서하는 것은 그 자가 좋아서라기보다는 그로부터 자유로움을 얻기 위해서 용서하는 것이다. 남에게 상처를 주거나 마음에 남는 언동을 하게 되면 그 자가 나를 어떻게 할까, 염려에 갇혀 그 자에게 구속당하는 것이며, 남에게 상처를 줄 수 있거나 생각이 남아있게 하는 언행을 일상에서 삼가해야 누구로부터도 자유롭다.

평소 마음을 내려놓아 다스려 탐욕을 버리고, 언행을 삼가해야 세상으로부터 자유로우며, 그러한 마음이 일지 않도록 품성을 다듬어가는 것이 수양이다. 마음이란 상대에게는 있지도 않은 것을 내 안에서 끌어내는, 상대방과는 관련 없이 흘러가는 뜬구름에 불과한 것이다.

마음의 경지를 이룬 수행자는 무심으로 살아가는 자체에서 세상의 바른 이치에 어긋남 없이 행하니 어느 누구에게도 걸림 없는 행보를 일상으로 열어가게 되는 경지에 이르러, 마음을 지워버리고 나면 혜안이 열려 꼭 해야 할 지혜가 저절로 생겨나 일상이 즐겁고 가볍다.

생각에 빠져버리면 혼탁하여 어느 게 보석이고 잡석인지 분간이 안 되니, 생각을 지우고 버려야 몸과 마음이 정갈하여 일상이 가볍고 지혜로움이 가득 열려가게 된다. 마음을 땅바닥으로 내려놓아 배려하고 사랑하는 마음으로 세상을 열어가는 것이 현자이며, 마음이 가벼우면 건강하고 행복한 삶을 누리게 된다.

註)
마음을 보고 다스리면
잡히는 게 없어 흔들리지만
몸을 보고 다스리면
실체가 있어 흔들리지 않는다
몸을 다스려야 정석이다

몸의 실체

마음은 실체가 없어 안 해도 그만인데 몸은 눈, 코, 입, 손, 발 등 있는 자체 사실 그대로이다. 몸이 있으므로 마음이 있는 것으로 몸이 없으면 마음은 이 세상 어디에도 있을 턱이 없다. 마음이 없어도 실체인 몸은 그대로 있어, 있는 자체가 바로 사실인 관계로 마음은 손님이요, 몸은 주인이다.

마음은 지우고 몸만 지니면 몸은 불만 없어 행복하다.

마음은 늘 필요 없는 근심걱정을 만들어 가슴을 짓누르거나 지치게 하는 등 심신을 고달프게 하지만, 몸의 입장에서는 근심걱정, 미움, 원망, 허영 등을 바라지도 않으며, 그러한 것이 없는 게 오히려 편하고 행복해하며, 그러한 마음이 사라져버리면 몸에서는 지복감이 넘쳐난다. 자연인은 평소 마음을 팽개쳐 놓고 사는 일상을 여는 관계로, 몸은 별로 꾸밀 게 없으니 불만도 아쉬움도 없으며, 그러다 보니 일상에서 몸이 있는지 없는지 못 느낄 정도로 가볍고 만족뿐이다. 그런 걸 보면 몸은 단순하고 소박한 걸 즐겨하는 것 같다.

자연인은 편안한 몸으로 잠자리에 들고 새벽이 되면 몸 설렘으로 일찍 일어나서 건강한 하루를 맞이하기 위해서 가까운 산에 올라 한 바퀴 산책하고 돌아오면 몸은 가볍고 경쾌하다. 목마르면 물 마시고, 배고프면 밥 먹고, 일은 즐겁게 하고 적당히 쉬어준다.

그러다가 몸이 불편하거나 아플라 치면 아픈 부분 살살 달래면서 조심히 다루어 2~3일 정도 지내다 보면 아픈 부위가 사라진다. 그래도 낫지 않는 부분이 있으면 한 보름 정도 조심하여 다루다 보면 대부분 낫는다. 그래도 안 나을 경우 2~3개월 정도 아픈 부위 삼가 근신하여 지내다 보면, 아픈 부위는 서서히 내 몸에서 사라져버린다.

아픈 부위가 배든, 가슴이든, 허리든, 머리든, 다리든 내가 평소에 조심히 다루지 못했다면, 내 몸 어느 부분이든 탈이 날 수가 있으며, 내 몸의 아픈 부분은 누구보다도 잘 알고 있으며, 아프게 한 것은 자신인 것이고, 아프면 불편한 것도 자신만이 잘 알고 있다. 내 몸을 소박하게 다루다 보면 사는 날까지 큰 문제 없이 잘 쓸 수가 있는 것은, 소박하면 얻는 게 많은 것이 진리이다.

그래서 자연인은 병원에는 가본 적이 없다. 70 나이 먹도록 흔한 건강진단 한 번 받아본 적도 없고, 소화제 한 알, 감기약 한 봉지 먹어본 적도 없는데도, 이 몸뚱이 여태까지 큰 탈 없이 잘 있는 걸 보면 첫째가 소박이고, 둘째는 절식이고, 셋째는 가벼운 산책이 아닐까 싶다. 이 나이가 되도록 비타민 챙겨본 적 먹고, 병원 안 다녀도 건강에 아무런 문제 없고, 보약 한 번 챙기지 않고 체력 딸리지 않고 건강히 잘 지내고 있다.

이 세상에서 하나밖에 없는 소중한 몸은 단순하게 원시적인 방법으로 자신이 직접 챙겨 건강을 관리하는 것이 최고의 방법이다. 자신의 몸을 남에게 맡겨 어떻게 해주겠지 의지하여 좋은 식단의 보양식과 최고 의료시설의 혜택을 받는다 해도 행복한 건강을 보장받지 못할 것이다. 최고의 건강관리는 자신만의 소박한 건강관리법이며, 자연의 선물인 것이다.

자연인은 마음은 저만치 팽개쳐 버린 지 오래고, 하루 두 끼로 식탐 버리고, 일상에서 하는 운동이라고는 여리고, 느리면서 부드러운 몸이 원하는 호흡하면서 몸을 비워버리니 자연에너지가 몸 안으로 충만하여, 평소 몸뚱이가 어디 있는지도 모르게 살아가고 있는, 몸의 실체만으로 살아가고 있다.

마음은 굳이 가질 필요가 없어 몸의 실체만 가지고 살아가니 자연에너지가 몸 안으로 가득히 흐르게 되면, 태산을 들어 올릴 수도 있는 자연에너지를 무한으로 활용하면서, 세월을 부러놓고 사는 것은 몸 실체만 갖고 사는 모습으로, 훗날 몸 에너지가 소진되고 나면 마음은 어디에도 없을 것이다.

몸은 나의 주인공이고
마음은 잠시에 사라지는 객이다

눈을 뜨고 수련하라

 눈을 뜨고 수련하면 집중이고, 눈을 감고 수련하는 것은 집착이다. 수련자는 관조하거나, 환희 등 지복감을 느낄 때 또는 입신의 경지에 이를 때 눈을 감을 수 있으나, 눈 감는 순간에 머물거나 안주하고 싶어지는 상태에 접어들거나 머물러 있으려는 순간부터 집착으로 변질되는 것이므로, 지복감에 젖어있다 해도 눈을 가벼이 뜨고 집중해야 정진에 정진을 이끌어내어, 한 단계 상승, 또 한 단계 상승되어짐을 몸의 단계별 알아차림을 통하여 정진하는 것이 수련이며, 그러면서 또 다른 시계의 진입이 전개되어 대자연의 경지를 만들어가게 된다.

 몸 수련자는 집중을 통한 관조로 완벽한 하심을 이뤄야 무궁무한 자연에너지 운용이 가능하다. 눈을 감는 그 순간에 만족감을 이끌어내려는 자체가 바로 집착이 시작되는 기점이다. 수련자는 숱한 관조를 하다 보면 입정에 드는 순간에 눈을 가볍게 감을 수는 있으나, 눈을 감는 순간부터 집착으로 변질돼 버리므로 수련자는 눈을 뜨고 끊임없는 집중으로 초자연의 최고 경지를 운용해야 할 것이다. 혹 눈을 감을 수도 있겠으나, 눈을 뜨고 기본을 벗어나지 않는 정도수련에서 진일보 진전의 경지를 연속하여 이끌어내어 무한자연 에너지를 소우주를 통해 운용하는 것이 수련이다.

註)
수련자가 집중도를 높이려 하거나, 입정에 들거나, 단이 환골에 이르면 눈을 감아도 무방하겠으나, 눈을 감는 자체는 현재의 만족을 느껴 즐기려는, 즉 정진을 멈추는 것이다.

수련의 최고봉인 환희에 접어들었어도 눈을 뜨고 집중하게 되면 깨지거나 무너지지 않게 되는 참 환희에서 정진을 이끌어내는 것이 진정한 수련이며, 수련자는 눈을 뜨고 정진하여야 끊임없는 정진으로 경지를 몸으로 알아차리면서, 한 단계 몸의 상승을 만들어가는 것이 수행이다.

숫자 세기

모든 것은 다 버려야 하는 수행이라는 우주여행에
도움되는 유일한 도반 친구가 있는데 이는 숫자 세어 넣기이다
수행시 한 호흡(들숨, 날숨)마다에 하나, 둘이라는 숫자를 넣어
수행의 도반 삼으면 외로운 우주여행의 든든한 동반자가 된다

숫자 세기는 집중도, 의지력 향상, 수련시간 측정, 잡념 방지에
도움이 되나 숫자에 연연하지 말라
관하는 자리에다 숫자를 세어 넣되 연연하지 말라
수련의 마침도 예정된 숫자 세기를 마치고 나서 끝내라
절대 경지에서는 숨 길이가 길어지며 숫자 세기를 놓았다 가도
수련을 마침할 때는 숫자 세기를 다 채우고 나서 마쳐라

숫자는 12, 24, 36, 48, 60 자연의 숫자에서

자신에 맞는 숫자를 선택

숨 길이가 짧은 초급자는 36을 선택하였을 경우,

수련시간에 따라 6~8회 횟수의 수련을 하게 되나

수련도가 향상되면서 5~6회, 1~2회로 횟수가 줄어들게 되며

점차적으로 36, 24, 12의 숫자로 변경하게 된다

註)
참고로 자연인은 수련시간 2~3시간에서 12 숫자 1회 세기하며
숨 길이가 깊어지면 자연히 숫자 세기도 줄어들게 된다
수행에 있어 숫자 세기와 관조는 수행자의 도반 삼는 것은 좋으나 연연하지 말라

내공도구 단전

　인간이 몸속 안의 상태, 기능, 성능, 역할, 급소를 알려고 한다면 단전이라는 도구를 몸속에 만들어야 가능하다. 단전 움직임 따라 몸속의 공간이 생기고, 열린 공간을 통하여 자연에너지 움직임을 감지하고, 몸 안의 급소와 연결되어 있는 골격, 혈액, 뇌, 심장, 폐, 신경, 근육, 피부 등 몸속 내부의 생체에너지 움직임을 통하여, 대자연과 몸속의 연결관계를 알아차릴 수가 있다.

　단전이 활성화되면 몸의 미진했던 부분, 경색되어 있는 부분, 기능이 부족했던 부분, 성장이 덜 된 부분, 병들어 있던 부분 등을 알아차리게 되고, 막혔던 부분, 염증이 있는 부분, 성장이 덜 된 부분 등을 회복시켜 주고, 치료를 해주고, 기능을 활성화시켜 주려면 반드시 단전이라는 도구를 활용해야 한다.

단전이 활성되어 태고의 본래 자리인 환골에 이르면 환골에너지 움직임을 통해 억겁의 우주이치를 알아차리고 운용하게 되며, 환골에너지 활성으로 시공을 벗어나서 몸의 상태 보완, 성장, 진화를 이끌어내어 소우주를 통해 몸을 진일보 진화시켜 주는 역할을 단전이 하게 된다.

단전은 몸 에너지를 만드는 동력으로 단전이 운기를 통해 내공을 쌓아 환골에 이르면 무한대 자연환골에너지 가동으로 몸 전체의 성능 향상과 성장, 진화를 연령과 시공에 관계없이 이끌어낸다. 인간은 단전을 만들어야 생동하는 몸속을 들여다볼 수가 있다.

수련의 종류

마음닦기 수련

　명상, 선 수행 등을 통하여 마음을 다스리거나 내려놓으면 심신이 편안함을 얻게 된다. 또한 마음을 집중수련을 통하여 마음이 일어남과 사라짐을 알게 되고, 그동안의 삶에서 쌓였던 마음의 걸림돌들이 하나하나 지워지고 정리되면서 마음은 평온을 얻게 되며, 마음이 더 이상 일어나지 않는 경지를 넘어, 자신마저도 지워져버린 상태, 즉 자연과 합일이 되어, 자연에너지 움직임을 알아차린 경지에 이르러 깨달았다 하여도 몸의 움직임을 통하지 않고 마음으로만 알아차렸으니, 그 마음은 실체가 없어 실행이 없는, 사실적인 행위가 동반되지 않는 가상적 수련으로, 고행을 하였으나 얻은 것은 빙산의 일각 정도에 불과한 수련행위로 몸에 각인(내공)이 안 되었으니, 상황변화에 따라 쉽게 무너져버린다.

마음을 구체적으로 보면, 마음이란 게 생겨나고 사라지는 것을 집중하여 바라보고 있으면, 어느 순간에 그 마음이 자신과 아무런 상관이 없다는 걸 확연히 알아차리게 되며, 그러고 난 다음부터는 그러한 마음을 구태여 가질 필요가 없다는 걸 인지하게 되고, 그 마음의 진의인 가치를 알게 되어 그러한 마음이 일어나지 않게 되는 것이다.

다 내려놓아 절대이완에 이르러, 무아지경이나 환희에 접어들게 되나, 마음은 정체성이 없으니, 그러한 마음의 상태에 머물려 하는 순간부터, 몸의 관점에서 보면, 그 마음은 방종이나 집착으로 변질되는 것이니, 수련자는 촌각의 집중을 통해 관조를 하게 되면 무념무상의 경지를 지나 마음이 사라져버린 시계, 즉 내가 존재하지 않아도 세상이 움직여가는 이치, 즉 자연의 섭리를 알아차리게 되고, 그러한 움직임인 자연에너지를 느껴서 익혀가는 것이 수행이나, 그러한 느낌이나 감정에 사로잡히려는 순간부터 방종으로 접어들게 되는 것이니, 수행자는 단초의 순간도 초집중을 통한 알아차림으로 수행하여야 한다.

실체가 없는 명상이나 마음수련, 선 수행은 가벼이하면 심신의 평화를 얻어, 어느 정도의 정신적 수양 또는 심신 안정에 도움이 되나, 심도 깊은 수련을 하게 되면 마음과 몸의 괴리 등으로 몸의 고질병이 생겨나기 쉽다. 수련목적은 마음의 걸림돌을 하나하나 지워서, 편안한 마음과 몸의 무병장수가 목적인데 수련방법이 바르지 못하면, 수련으로 인하여 몸에 없던 병들이 생겨나기도 한다. 마음수련은 몸 수련과는 달리 수련으로 마음의 평화를 일정 수준 정도는 얻을 수 있으나 수련 정도에 따라 몸속 내공이 쌓이지 않아 몸에는 별다른 실익이 없으며, 수련으로 인한 무병장수의 길은 요원하다.

몸 수련

몸 수련은 사실적인 수련으로 노력한 만큼 몸의 깨달음 경지를 얻고 나면 살아가는 동안 만족감을 몸으로 가득 누리게 된다. 그러나 반드시 근본과 정도를 벗어나지 않는 올바른 수련방법을 선택하여 수련에 임하여야, 몸과 마음의 완성을 이뤄 무병장생의 몸을 만들어 천상의 기쁨을 누릴 수가 있다.

몸 수련은 반드시 정법수련을 통해서 수련에 임하여야, 수련을 통한 몸의 완성도를 이뤄, 소망하는 바의 목적을 달성할 수가 있다. 또한 사실적 수련으로 발생되는 무한자연 에너지를 순리의 방법으로 풀어내어야 대자연의 몸을 이뤄 자연의 길을 열어갈 수가 있다. 순리방법이 아니면 무한자연 에너지를 감내하지 못할 뿐더러 몸이 극해를 입어 치명적일 수가 있겠으나, 정법순리 방법에 따라 수행하여 몸을 이루면 무한자연 에너지 운용으로 대자연의 기쁨을 몸에 각인하여 무한의 수(壽) 운용을 즐길 수가 있다.

근본을 벗어난 수련은 반드시 몸이 해를 입게 되며, 몸을 이룬 선각의 참 스승을 만나 지도를 받아야 수련 진척에 따라 성과를 얻게 되며, 스승 없이 서적, 이론, 구술로 전달되는 수련을 하게 되면 오히려 몸의 병을 얻는 등 많은 것을 잃게 될 수도 있으니 신중해야 하며, 수련을 통하여 몸이 완성도를 이루는 정법수련만이 유일무이한 수련법이다.

수행자가 질병이 생기거나 요절하는 것은 그릇된 수련방법에서 오는 것이며, 예부터 많은 수련자가 고행을 하였는데도 불구하고 일반인보다 수명이 짧은 것은, 정통수련이 아닌 편협한 수련에서 기인했으며, 바른 수련을 하는 자체만으로도 어떠한 질병에서도 몸의 자유로움을 얻게 된다. 건강은 수련자에게는 자그마한 보너스일 뿐이며, 정법수련으로 몸이 완성을 이뤄 한 번뿐인 삶을 대자연의 경지를 이뤄 오묘한 우주자연을 운용하는 것이 수련자의 진정한 목적일 것이다.

수행은 속죄이다

수행은 몽둥이로 얻어맞은 것처럼
몸이 초주검 되도록 수련하라

그리해야만
닫혀있는 마음이 풀리고
굳어있는 몸이 열려 나간다

수행이란 속죄이다
몸의 어떤 찌꺼기도 남아있지 않도록 수련하라
수련을 마치고 나면 몸에 남는 찌꺼기는 하나도 없으니
깃털처럼 몸은 가볍고 에너지는 충천된다

소주천

배꼽 주변의 소주천

단전이 축기를 이뤄 탄력을 받기 시작하면서 꿈틀거리게 되고
처음에는 단전이 배꼽을 기준으로 앞에서 뒤 방향 횡으로
원통 모양새로 움직이는데 이 과정이 내동이다

내동과정을 마치고 단전이 더더욱 축기를 쌓게 되면
배꼽 기준으로 밑에서 위쪽으로 원 모양새의 시계 방향으로
움직이게 되는데, 이 과정이 소주천이다

소주천은 수련자가 자연의 결 따라 순행하여
최선의 수련을 하였으니 우주자연에서 인정을 받은 증표이며
소주천을 마치고 나면 단전호흡 초보 수준에서 중급 수준으로
접어들게 되며, 각고의 수련으로

환골탈태 과정을 거치면서 정진하게 된다

환골 소주천

끊임없는 정진으로 환골탈태 과정을 거치면서
축기를 쌓게 되고 내공이 깊어지면
몸의 근본인 환골 방향으로 단이 서서히 이동하게 된다

단전이 환골에 이르러 숱한 환골탈태를 거치면서
환골의 재생, 성장, 진화를 거듭하여 진인의 경지에 이르게 되면
환골이 시계 방향으로 원을 그리며 소주천을 하게 된다
환골 소주천이 소우주 운용의 경지이다

註)
단전의 배꼽 주변의 운기는 초보 과정을 벗어나는 단계이며,
좌식호흡은 신체구조상 배꼽 주변외 소주천 이상 진진이 불가능하나
배꼽 주변을 우주라 하는 것은 아직 경지에 이르지 못한 것이다

우리 몸의 우주는 환골이며
환골 운기로 몸의 재생, 치병, 성장, 진화를 이끌어내면서
일상에서 환골의 무한자연 에너지를 일상에서 소우주 운용으로
수련자 자신이 천수(天壽)를 다루게 된다

환골탈태

 단전호흡 수련으로 소주천을 이루고 나면 우주자연 순항의 길이 몸속에 열려, 수련에 임할 때마다 수련의 최고도인 소주천 및 우주자연 경지에 이르러 자연에너지를 운용하게 되며, 운기시마다 대자연의 경지에 이른다.

 단전이 활성되어 온몸을 열고 나서 단전이 환골에 이르면서 뼛속을 관통하여, 환골 뼛속에 쌓여있는 수억 겹의 세월의 흔적을 자연에너지로 뼈마다 우주자연과 교통하여 열고 열어, 대자연에 어울린 몸으로 다듬고 만들어가게 된다.

 시공과 차원을 넘어서 환골 뼛속 육신의 여탈과정을 넘어, 우주 끝 넘어선 자연에 순응하는 과정을 거치고 거치면서 몸이 한 단계, 또 한 단계 성장과 진화를 이끌어가는 과정이 환골탈태이다. 몸이 대자연에 한 점의 거슬림 없이 순응하는 자연인 몸으로 담금질되는 과정이다.

환골탈태 수련 시간대는 2~5시간 정도이며, 수련자의 정진에 따라 대자연을 이루어 진인, 신선 경지에 이르면 수삼일 넘는 시간대의 수련에 임하기도 한다.

환골탈태 과정
단전이 환골에 닿아 이뤄 몸 전체를 아우르고
우주와 하나가 되어 몸속의 소우주 운용으로 끊임없는 축기
환골에서 무한대 자연에너지가 뿜어져 나와 환희를 이룬다
몸의 환희는 어떤 상황에서도
수련상태의 경지가 무너지지 않는다

극기를 넘어, 정신을 넘어, 차원을 벗어나
몸, 뼈, 정신의 여탈을 넘어 수련자의 최고의 경지
무한대 자연에너지를 끝없이 섭렵하는 경지
한 단계 성장 및 진화를 이끌어내는 수련과정을 거쳐
대자연에 이르게 된다

뼈, 육신을 용광로에 집어넣어 다듬고 다듬어서
우주자연을 이룬 새 몸으로 부여받는 과정이다

註)
환골은 우리 몸의 소우주이다
컨트롤타워이다
소우주 운용으로 치병, 재생, 수명을 관장하게 된다
소우주 운용 경지는 늙지 않고 젊어지는 축기과정이다

단전의 종결자

호흡수련으로 단전이 완성되어 종결되려면 어느 정도 수준의 경지 또는 얼마만큼 수련해야 되는지를 짚어본다.

수련의 근본이 되는 소주천과 대주천을 기본으로 마치고 나서, 각고의 정진을 하게 되면 단전에 힘과 탄력이 생겨나 몸속을 열어 알아차림을 통하여 모든 기능을 재생치료 및 활성을 해주고 나서 단전이 서서히 몸 안 중심으로 이동하여 소우주 환골에 자리한다.

수련자가 환골탈태 3,000여 회 넘기게 되면 자연에서 수련자의 고행을 인정하여 응답으로, 하늘문이 열려 환골을 열어준다. 수련자가 각고의 고행 끝에 환골탈태 약 5,000여 회에 넘어설 즈음에는 환골을 축으로 소주천 운기를 통하여 진인 경지에 다다르며, 수련자가 환골탈태 약 7,000여 회 넘어서면 신선 경지에 이른다.

환골탈태는 소주천을 이루고 나서 수련을 통해 수련시마다 몸의 뼈를 통한 육신(肉身)을 갈고 닦아 몸의 한 단계 진화를 이끌어내어 최고봉에 이르는 수련을 마친 상태로 수련시간은 1회에 보통 2시간에서 5시간 정도이며, 경우에 따라서는 그 이상의 시간, 또는 수일 정진하기에 이른다.

수련자가 환골탈태 3,000회 넘어설 즈음 하늘의 메시지로 환골이 열리어, 숨의 의미도 사라지고 생사여탈을 벗어나는 경지를 단전 움직임으로 몸이 진일보 진화에 진화를 이루게 되어, 생사를 몸으로 아우르고 본인과 타인의 치병을 확연히 알아차려 환골에너지를 운기하여 다스림할 수 있는 경지에 이르게 되는 수행자는 본인 스스로가 단전호흡 종결지었음을 알아차리게 된다. 환골탈태 9,000여 회 넘어서면 인간계를 벗어 자연계에 이르며, 무한자연 에너지로 수(壽)를 운용하기에 이른다.

註)
자연에너지를 운용하여 환골뼈를 깎아내어
육체(肉體)를 다듬어야 새 몸으로 부여받게 된다

수련자가 병이 생기는 원인

명상, 단전호흡 등 수련자가 병이 생기는 경우, 특히 상기 병이 생기는 원인을 보면 그릇된 수련방법에서 오는데, 대부분 기혈이 차단되어 중단막힘으로 폐, 뇌, 신장 등 수련자의 약한 장기부터 병이 생겨 백약이 무효이나, 수련자가 순리방식에 몸을 맡기면 몸속의 질병은 눈 녹듯이 사라져버린다. 어떤 기적, 초능력, 기교, 종교적, 정신적, 요령 위주의 의도적인 수련을 하면 반드시 잘못되어질 뿐만 아니라, 심각한 질병을 얻어 단명 또는 요절할 수도 있으니, 정법수련 방법 외에는 삼가는 것이 옳다.

수련자가 병이 생기는 이유?
— 정법수련 방법이 아니면 병이 생긴다
— 선각자의 지도를 받아야 무탈하다

― 서적이나 이론으로 수련하면 100% 병이 생긴다
― 하심이 완벽하지 않으면 병이 생긴다
― 의식호흡 깊게, 오래 수련하면 병이 생긴다
― 호흡을 일부러 길게 하거나, 지호흡하면 병이 생긴다
― 좌식호흡을 깊게, 오래 하면 병이 생긴다
― 눈 감고 수련하면 병이 생긴다
― 단전을 몸 안에 관조하거나, 관이 흐트러지거나 잘못하면
　고수라도 자연에너지를 감내하지 못해 병이 생긴다
― 좌식방식 호흡수련은 병을 만드는 수련법이다
― 하단전 힘에 의해 몸이 열려야 병을 피해갈 수 있다

병이 생기면 어떻게 되나?

― 중단이 막히면 기혈이 차단되어 병을 얻는다
― 폐순환이 안 되어 폐사(肺死), 폐암 등이 걸리게 되고,
　신장기능 이상증세로 이어지기 쉽다
― 뇌압, 뇌경색으로 부분 뇌사(腦死) 현상이 생기며
　특히 중추신경계 뇌질환이 생기게 된다
― 잘못된 수행은 기혈순환이 안 되어
　뼈의 쇠퇴현상과 전신 무기력 증세가 나타난다
― 그릇된 수련은 내상현상으로
　수련자의 모든 장기의 손상을 입게 될 여지가 많다
― 그릇된 수련을 계속하면 질병 발생, 단명, 요절하게 된다
― 수련자가 병이 생기는 것은 수련자세, 방법이 잘못돼서이다

― 수련자들이 일반인보다 보편적으로 단명하는 것은
  탐욕(무병장수, 요행, 초능력), 그릇된 수련에서 온다

― 조선시대 대표적 수행자 북창 '정렴'(1506~1549) 〈용호비결〉 저자가 43세에 단명한 것은 이론을 바탕으로 그릇된 좌식 수련법에서 온 것이며, 근래 단전호흡 마니아 모그룹 회장 단명 원인도 그릇된 수행에서 온 것이며, 폐암으로 인생을 마친 어느 수도자도 그릇된 수련에서 질병을 얻은 것이며, 단전호흡 수련 등으로 영생을 꿈꾸는 마니아들의 단명 원인을 보면 그릇된 방식의 단전호흡 수련에서 기인한 것이다.

― 단전호흡 수련은 반드시 몸을 이룬 선행자의 도움을 받아 수행하여야 하며 구전이나, 서적 등으로 수련하게 되면 반드시 잘못된 수련자의 길을 걷게 된다.

― 수련자는 바람 한 점의 의도를 지녀도 자연계 하늘길을 무탈하게 통과할 수가 없으며, 근본에 이르는 것이 가장 **빠르고** 확실한 정통 수련법임을 명심하기 바라며, 근본 바탕이 자연이다.

어떻게 하면 병이 안 생기나?

하단전이 형성되고 나서 하단전에너지에 의한 백회, 회음, 상단, 중단이 열려 나가야 자연순행 수련방법으로 몸의 진척을 이뤄 많은 것을 얻게 된다.

바른 수련을 하면 어떠한 병도 생기지 않을 뿐만 아니라, 수련 이전의 질병이나 수련으로 생긴 상기 병 등 포함, 모든 질병이 가볍게

저절로 사라져버린다.

바른 수련이란 몸이 완성된 선각자의 지도를 받고 정통수련하는 것이며, 상기 병인 경우 역식호흡을 하여 주면 가볍게 낫는다. 수행에서 얻은 상기 병은 선각자 상면 순간 내공으로 사라진다.

호흡수련 중 업(up), 엉킴, 압력, 강력함 등이 생겨날 경우 초집중을 통하여 몸을 더 내려(下身) 놓아서 수련하고 엉켜있는 실타래를 풀어나가듯, 순리가 최상의 방법이자 정도이다.

수련의 목적은 무병장수이지만
그릇된 수련은 일찍 요절한다 ~자연인~

수련은 근본으로 돌아가기 위함이다

수행에서 어떤 밑그림을 그리지 말라
그저 기본으로 수련하는 자세를 유지하고
몸이 되어지면 되어지는 대로 관조하여라

생각이 사라지고 힘 빠지고
몸에 인위적인 행위가 사라지고 나면
우리 몸은 자연에너지를 얻게 된다
자연에너지는 우리의 생명수와도 같으며
의도해서 얻는 에너지보다 백배 천배도 넘는 무궁에너지이다

그 에너지는 자연을 이루게 하고
새 생명을 탄생하게 하고, 성장하고, 병을 치유해주고
생명체의 진일보 진화를 이끌어 자연의 존재를 만들어가는

에너지인 것이다

일상에서 얻지 못하지만
수련을 통해서 얻을 수가 있으며 누릴 수가 있다
그 에너지는 생명의 근본에너지로
근본에 다가서야 생겨나고
근본을 벗어날수록 약화되고
근본을 벗어나면 사라져버린다

근본에 머물수록 자연에너지가 활성되고 창대하며
생명체는 활성되어 활기차고 활력이 넘치게 된다

근본으로 돌아가라 그럴수록 편안하다
자연으로 돌아가라 그럴수록 영생하다

이완이 최대 에너지이다

비워라

내려놔라

낮추어라

힘을 빼라

부드러워져라

이완은 아픈 마음의 해결기점이자

아픈 몸의 치유기점이며

절대이완은 몸의 모든 질병완치의 종결점이다

일렁이는 물결파장은 멈추기 위한 것이다

부글거리는 마음역정은 고요해지기 위함이다

고통스러운 통증은 몸의 아픔을 해결하기 위함이다

참고 견디어야만 자연의 절대에너지인 최대 이완이 생기며
최대 이완에너지는 순수자연의 무한의 기적에너지로
만병의 치료기점이자, 몸의 성장과 진화기점이다
수행자의 최고 정점인 환희기점이다

이완에서 최대 에너지가 나온다
권투선수의 강력한 펀치는 힘을 뺀 주먹에서 나오고
골퍼의 300야드 넘는 비거리도 힘을 뺀 스윙에서 나온다
세상만사 모든 것 힘을 빼야 최고 경지이다
안 빼면 하수이고 빼면 고수다
마음도 내려놓아야 한다
자꾸 올라가려고만 하는 마음 올라갈수록 손해다
내려갈수록 편안하고 원 없이 좋기만 하다

몸도 내려놓아라
몸은 배꼽 기준으로 그 위는 병을 만들고
배꼽 아래는 병을 다스리고 치유하는 기능이다
아랫배에 힘을 주면 내려가고 이마에다 힘을 주면 올라간다
아랫배에 힘이 생기면 몸은 따뜻해져서 모든 병이 달아나고
머리빡에 힘을 주면 배꼽 위 상체가 달구어져 병이 생긴다

아랫배에 힘을 만들어내지 못하는 사람은
병원에서 진정제, 진통제, 항생제, 모르핀 등 약물에 의존한다
몸을 이완시켜 힘을 아래로 내려줘야 고질병이 사라진다

생명력의 치료기점은 이완이다

생명력의 탄생, 성장, 회복의 기점이 이완이다

이완이 잘 되는 사람은 성장력, 집중력, 지능이 높다

이완이 생명력의 본질이며

이완시킬 능력이 약해지면 질병에 약하며

이완시킬 능력이 사라지면 죽음에 이른다

이완은 갓난아기 눈빛 미소만큼 여리지만

그 에너지의 역량은 천하무적이다

이완만 잘 시켜주면 병원 갈 일 없고

남하고 다툴 일 없고 노화는 아주 더디다

몸의 급소

기(氣)의 통로는 백회이다
기의 바닥은 회음이다
기의 핵심이자 가장자리는 환골이며, 기 생산공장이다
환골은 몸의 우주자연 에너지 발원지이다

환골에너지에 의해 혈액을 만들고 순환시키며
환골에너지는 우리 몸을 살아 숨 쉬게 한다
환골에너지는 생명력이며 목숨이다

환골은 몸의 성장과 질병을 다스리고
수(壽)를 결정하며
우리 몸 급소의 핵은 환골이며
환골만 잡아주면 모든 질병은 바로 잡힌다

우리 몸 생명력의 급소는 환골이다

註)
환골(換骨)은 필자가 몸속 생명 움직임을 통해 명명(命名)하였다
환골은 우리 몸 급소의 핵이며 환골에너지가 수명을 관장하고
우리 몸의 모든 질병을 다스린다

단전의 힘

마음을 벗고 몸도 벗어나야 단전에 이르게 되며
단전이 활성되어야 자연에너지가 생겨나서 움직이다

태산을 끌어 올리는 힘,
우주자연이 잉태되는 힘과 같은 무한대에너지가
단전에서 발생되며
단전을 만들어야 무한대 자연에너지를 운용할 수가 있다

몸의 비움에 의해서 단전을 이르고
단전이 몸속의 본래 자리인 환골에 이르면
환골에너지가 작동되어
몸의 소우주인 환골과 대우주가 하나를 이룬다

단전은 자연에너지를 만들어내게 하는 원동력이며
단전의 힘에 의한 환골에너지로
우리 몸 생명에너지가 창출된다
우리 몸 에너지의 근간이다
환골은 우리 몸 생로병사의 근간이며 우주이다

註)
단전이 본래 자리인 환골에 이르면 몸이 대자연을 이루게 되며
일상에서 환골운기로 자연에너지가 용출되며
그 에너지 역량은 무한 우주자연과 같다

자연의 연료

겨울이 지나야 봄이 오고
밤이 지나야 아침을 맞는다
인성은 기다림에서 다듬어지고
자연은 기다림 속에서 생겨난다

기다림을 못 참아내면 괴로움이 따르지만
기다림을 즐기면 기쁨꽃이 활짝 피어난다

수행은 인내를 즐겨 몸에 익히는 과정으로
수련은 고통, 번민, 고독을 털어내는 과정이며
탐욕, 성냄, 쾌락을 지워야 자연이 품안으로 안긴다

기다리지 못하면 자연의 결실을 얻질 못하며

고통을 즐길 줄 알아야 자연을 취할 수가 있다
기다림은 자연의 연료이다

참기 힘든 고통을 이겨내려 함은
몸과 마음의 평화를 얻기 위함이고
고통을 회피하면 평화는 오지 않는다

고통을 참고 견디면 행복이 찾아오지만
고통을 회피하면 행복은 끝내 오지 않는다

수련으로 청복(靑福)을 얻다

　많은 재물 등 눈에 보이는 물질을 풍족하게 가지고 사는 것을 홍복(紅福)이라 하며, 홍복은 실질적으로 가지면서 누리는 것으로 복 중에 최고의 복이라 하겠다. 재물인 홍복은 마음의 만족과 물질적 만족을 가져다주지만, 항상 지복감이 유지되는 것이 아니다.

　수련을 통하여 소주천을 이루게 되면 하늘로부터 청복을 얻게 된다. 몸 수련을 통하여 우주의 이치를 몸으로 깨달아, 몸으로 소우주를 운용하는 경지에 이르게 되면, 일상운기로 생사여탈을 벗어 천상천하에 부러울 것이 없는 경지에 이르게 되며, 운기를 통해 지복을 일상으로 열어 몸 기쁨을 항시 충만으로 열어가고 만사 여의하다. 청복은 홍복을 열배 준다 해도 바꾸지 않는다

註)
소주천(小周天)은 수련을 통하여 대우주(大宇宙)를 몸 안에서 이루게 되는 초보과정(임, 독맥)으로, 소주천을 이루고 나서야 비로소 몸 안에서 우주자연을 운용을 하게 되는 단전이 형성되어 우주순행의 기본을 몸에 갖추게 된다. 소주천을 이루고 숱한 고행을 거쳐 자연의 순리를 몸으로 운용하게 되면 몸이 자연이요, 자연이 몸이 되는 경지를 이루게 된다.

수련은 근본에서

수련자는 단전을 수련함에 있어
반듯한 자세를 유지하여 수행을 하고
수련 중 자세가 흐트러져 있으면 바로 잡아주고
수련 중 몸에 힘이 들어있으면 즉시 힘을 빼어주고
생각에 잠겨 있으면 생각을 떨쳐내어 항시 무념을 유지하라
체력의 한계에 부딪히면 그 한계를 뛰어넘어라
수련 중 어떤 고난, 고통, 아픔, 처절함도 타협하지 말라

기본 수련에 집중하며
오로지 기본자세로 일관하며 모든 걸 떨쳐내 버리고
몸의 진전되어짐을 관찰하라
몸의 진전이 안 되었는데 예전의 어떠한 상태를 의도하면
몸에 힘이 들어가게 되고, 정진이 멈추게 되니 기본에 충실하라

오로지 단전수련에만 집중하며
단전 외의 부위(어깨, 허리, 다리, 머리 등)에 의식이나
기의 흐름이 흩어져 있을 때는 단전에다 더욱 집중하라

단전이 진전되어지는 상태에 따라 호흡, 몸의 움직임을 관찰하고
진전되어지는 대로 수련에 정진하라
어떠한 의도나 바램도 갖지 말라

오로지 단전에만 집중하여 정진하라
어떤 느낌을 가지려 하는 자세로 몸을 유도하지 말라
오로지 몸이 진전되어진 대로 수련만 집중하라
이때 어떤 느낌이나 모양새를 찾으려고 하면
몸에 힘이 들어가게 되며
그 순간부터 정도수련이 되질 못한다

오로지 몸 밖의 한 지점에 단전을 관조하고 정진하라
몸 안으로 내면의 관조는 정진이 멈추니 삼가하라

수련도(修鍊度)

좌식호흡의 수련도

좌식호흡 수련은 단이 배꼽 하단에서 응집되어, 배꼽을 중심으로 움직이는 내동, 소주천 단계가 수련도(修鍊度)를 이룰 수 있는 정도의 전부이며, 생체구조상 더 이상의 진전도를 만들어내질 못한다. 그런 이유로 예부터 좌식호흡 수련자의 최고도는 배꼽 주변 소주천 이상 전적되질 않아 소우주가 배꼽 주변이라 전해지고 있는데, 이는 입식호흡 수준에서 보면 단전호흡의 초보단계를 벗어나는 정도의 단전 움직임으로, 우주의 근본에 미치지 못하는 미약한 정도의 수련법으로 단을 이뤄도 수련자 몸의 재생 정도에 그치게 되는 것으로 성과도가 미약하다. (수련자가 우주를 배꼽으로 보는 것은 수련방법의 한계성에 의한 것이다.)

입식호흡의 수련도

입식호흡 수련은 초보단계에서는 단이 배꼽 중심으로 운행되는 소주천을 마치고 나서, 수련에 의해 단이 더더욱 축기를 이루고 나서 몸의 근본인 중심부로 이동하게 되어 내공이 축적되면서, 단이 몸의 근원인 환골로 이동하여 환골탈태를 통하여 환골 주변 운행인 소주천을 이루면서 무한자연 에너지 운용으로 몸의 재생, 성장과 진화를 끊임없이 이루게 되어 몸의 뼈까지 장생체제로 변환되어, 시공을 벗어나 끊임없는 진화를 이끌어내어 천수를 운용하게 된다.

수련의 마침 정도

수행자가 수행에 임하였을 시 어느 정도 수행을 해야 몸이나 마음에 각인이 되어, 수련 정도에 따라 내공이 적립되는 경지에 이르게 되는지 마음수행과 몸 수행에 대한 기준점을 살펴본다.

마음수행의 경우
생각이 끊어져서 무상무념의 상태에 이른 것은
마음이란 관문의 한 단계를 벗어난 것이다
생각이 끊어졌다는 자체에 머무른다는 것은
마음을 벗은 상태에 이른 것으로,
마음의 진실을 알아차린 것이다

마음이란 게 자신하고 아무런 관계가 없다는 걸

인식한 것에 불과하며

여기에 머무른다는 것은 그 순간부터 집착으로 전개되는 것이다

여기에 머무르지 말고 초집중을 통하여 한 단계를 더 이르면

최대이완의 경지에 이르면 우주자연이 열리게 된다

우주자연을 통한 자연에너지 움직임을 관조하여

알아차림을 통하여 정진하여야 하는데

마음은 우주자연의 주인공이 아니라 이쯤에 머무르고 나서

더 이상은 진전이 없다

몸 수행의 경우

몸 수행에서 집중을 통하여 몸과 마음을 동시에 관조하게 된다

몸을 하심자리에 집중하여 관조하다 보면

마음이 먼저 사라지고 몸만 남게 되며

몸을 집중하여 관조하게 되면

단전만 남고 몸은 사라진다

단전을 운기를 통하여 관조하다 보면

단전 움직임을 통하여 자연에너지가 몸 안에 생겨나고

자연에너지에 의해서 몸속의 급소, 장기, 기관이 관통되어

자연에너지 활성으로 온몸 재활 및 재생을 돕게 된다

집중운기로 자연에너지가 더욱 활성을 얻어

단전이 소우주인 환골에 이르게 된다
단전에너지가 환골에 이르면 우주자연 에너지가 되어
몸의 우주인 환골의 성장 및 진화를 이끌어낸다

운기에 의해 몸 전체가 우주환골이 되어
무량 우주자연 에너지를 운용하기에 이른다
환골운기로 시공과 연령을 벗어나 노화진행을 회복하고
몸의 생명력 활성과 한 단계 업그레이드를 이끌어낸다

수련시마다 환골에너지를 운기, 소우주 운용으로
수(壽)를 관장하게 된다. 우주자연 에너지를 활용
일상으로 몸의 환희를 이끌어내는 삶을 열어간다

숨

　인간의 숨 쉼은 생명력을 결정지을 만큼 절대적이며, 숨 쉼을 통한 자연에너지의 역량에 따라 성격, 성장력, 면역력, 건강과 수명이 결정되어진다. 숨을 가장 편하게 쉬는 사람이 이 세상에서 최고의 건강에다 최장수의 수명을 누리게 되는 것이다.

　몸 수행하는 것은 무엇보다도 부드럽게 숨을 쉬기 위한 고도의 훈련으로, 우주자연이 존재하는 근본방식대로 숨 쉼을 수행한다는 것은 이 세상에 존재하는 방식 중에 최고의 난이도가 요구되는 것이다.

　숨이 편안한 자는 건강한 것이고, 숨이 여리고 느리고 부드러울수록 고수의 경지에 이른 것이고, 내공에 의한 몸속의 산소량이 풍부하여 숨을 쉴 필요를 느끼지 않는 경지에 이른 자는 환희의 몸을 이룬 신선의 경지에 이른 것으로, 이는 가슴의 허파 숨이 아닌 몸통의 골반호흡을 하는 경지인 것이다. 호흡수련은 숨을 느리게 쉬는 수련을 통하여, 느린 호흡을 유지하는 것이 수련의 목적이 아니라, 수련으로 몸이 경지에 이르러 숨이 별로 필요치 않아서 저절로 호흡이 길어지는 내공을 기르는 것이 수련이다.

숨의 최고 경지는 몸이 절대이완에 이르러 1호흡 내쉬는데 30분에서 1시간 이상으로 숨이 별로 필요치 않는 경지로, 단전이 소우주 환골에 이르러 숨이 필요치 않아 숨 쉬는 의미가 없어진 경지인 것이다. 수련자가 인위적으로 호흡을 느리게 하는 것은 금물이다. 절대이완 경지에 몸이 이르러야 호흡이 30분에서 1시간 이상으로 저절로 길어진다.

몸속에 산소량이 풍부하면 호흡이 여유롭고 에너지는 충천된다. 몸속에 산소량이 부족할수록 숨이 가파르고 에너지는 고갈된다. 몸속 산소량이 많을수록 성장력이 높고 성격이 차분하여 지구력과 집중력이 높으며, 몸속에 산소량이 낮을수록 산만하고 인내심이 낮고 성장력, 면역력이 떨어진다. 몸속의 산소량이 많을수록 이완능력이 좋으며, 웬만해서는 질병에 걸리지도 않으며, 회복력 또한 빠르다.

호흡의 정석

호흡을 길어지게 하는 것이 좋으나, 저절로 자연스레 길어지도록 하는 게 정석이다. 인위적으로 호흡을 길게 하게 되면, 기 흐름이 원활치 못하고, 그릇된 호흡방법에 따른 경색현상 등으로, 몸은 힘들고 혈탁하며 건강에 문제가 따른다.

호흡을 억지로 길게 하지 말라
호흡을 억지로 강하게 하지 말라

가볍고 여린 호흡이 수련 정도에 따라 몸의 이완에 이르면 저절로 호흡이 길어지고 부드러워지면서 자연에너지를 얻게 된다. 내려놓아 비워진 여린 호흡 속에는 태산을 들어 올릴 만큼 무량의 자연에너지가 들어있어, 몸은 충천되어 가볍고 학처럼 환희의 춤을 추게 된다. 이는 모든 걸 내려놓은 비움의 극치에 이르러야 무한대 자연에너지가 몸에서 생겨나 운용하게 이르는데, 이는 순수의 극치에서 오는 자연의 선물이다.

의도를 갖고 호흡할수록 에너지는 빈약해지며, 의도에 의한 강력한 호흡 또는 지호흡, 기교적인 억지호흡은 몸을 지치고 힘들게 하여 몸의 기를 빼앗기는 그릇된 호흡법으로 반드시 잘못되어지니 삼가야 하며, 모든 호흡은 바람결에 구름이 흘러가듯 여리하고 부드러운 호흡으로 가볍게 수련해야 몸이 이완되어지면서, 수련할수록 자연에너지는 충천되어 몸의 모든 질병이 사라지고 시공을 떠나 몸의 성장과 진화를 이끌어내는 것이 정법수련이다.

시작부터 강력하거나 깊게 인위적인 호흡을 이끌어내어 수련하면 단이 이뤄지지 않아 몸이 힘들어지고 나서, 결국에는 몸의 힘이 빠지고 호흡이 여리고 부드러워지고 난 다음에서야 단에 이르게 되니, 수련자는 수련시에는 처음부터 마음을 다 내려놓고 호흡을 여리고 부드럽게 하여 주어 호흡이 깊어지고 몸이 이완되어지면서 호흡에너지가 저절로 생겨나고, 이완 정도에 따라 호흡이 깊어지고 절대이완의 경지에 이르게 되면, 차원의 시계가 전개되어지면서, 자연에너지를 운용할 수 있게끔 하늘이 저절로 다가와 이끌어주게 되니. 수련자는 그저 오늘 하루 수련에 감사하게 임하고 정진만 하여라.

또한 호흡수련에 종교, 철학, 사상, 기교, 의도를 바탕으로 하면 정도수련과 거리가 멀어, 소득 없이 잘못되어지므로, 의도적인 수련이나, 학문이나 이론을 앞세운 수련이나, 정신세계 또는 내면으로 몰입하여 빠져드는 수련은 삼가야 하며, 모든 걸 내려놓고 한 점의 미혹도 가지지 말고, 집중하여 되어짐을 관조하여라.

집중하여 수련으로 몸이 이완되면 마음은 저절로 이완되어, 마음은 자신에게 어떤 실체도 없는, 즉 자신하고 아무런 상관없는 것을 알아차림으로써 불필요한 마음은 사라지거나, 잡념 따위는 갖지 않게 된다. 마음이 이완되어지면 사라지고 마는 실체가 없는 것이므로 마음수련은 정법수련이라 볼 수 없으며, 실체가 없는 마음수련을 깊게 하다 보면, 결국에는 몸에 괴리가 따르기 쉽다. 수련은 마음이 사라지면 몸만 남고, 정도에 따라, 단전의 움직임 따라 몸속에 공간이 열리고, 공간을 통해 몸 에너지가 생겨나 에너지가 몸속을 여행하면서, 쇠퇴한 장기의 기능을 활성하여 회복, 재생하여 주고, 단전이 환골에 이르게 되면 환골을 통해 몸 성장과 진화를 끊임없이 이끌어내어 내공의 경지에 따라 환골에서 뿜어져 나오는 무한자연 에너지로 환희의 춤을 추게 된다.

뇌 호흡 위주의 수련은 위험한 발상으로 인위적인 뇌 호흡은 반드시 몸이 병을 얻어 몸을 망치게 된다. 정석 호흡과정에서 하단전이 이뤄지는 초보단계 과정에서 하단전에너지에 의해 백회는 저절로 열려지며, 백회가 열리면서 뇌에 기혈이 열려, 막혔던 뇌세포가 저절로 살아나는 게 뇌의 호흡이다. 하단전 형성이 없는 수련자가 인위적인 뇌 호흡을 하면 뇌세포 파열, 경색 등을 일으키게 되는 것으로, 건강에 도움이 안 되는 뇌 호흡 위주의 수련은 삼가는 게 좋다. 하단전이 형성되면 뇌 기통과 뇌세포 재생은 저절로 되는 것으로, 뇌 호흡 위주의 호흡법은 스트레칭 정도로 가볍게 하는 것은 괜찮으나, 인위적으로 호흡을 깊게 하면 반드시 기체현상에 의한 상기 병이 생겨나며, 계속 수련할 시는 정신적, 육체적인 문제점이 따르게 된다.

註)
몸이 이완에 이르면 호흡은 자연적으로 길어지고
우주에 이르면 호흡은 한 호흡이 30분대 이상 저절로 길어진다

고통

　인간은 수억 겁의 삶을 겪으면서 지나온 과정마다 환경과 생김새에 따라 몸의 진화를 거치고 나서 현재의 '나'라는 존재가 있고, 그러한 과정마다 자신에게 쌓여진 삶의 흔적과 자국들이 몸속에 담겨 있고, 그러한 흔적에 따라 영향을 받고 살아가고 있다. 누구나 삶을 살게 되면서 몸에 새겨진 형태, 자국에 따라 몸과 마음에 새겨진 흔적들로 인해 수많은 고통들이 생겨나고 사라지게 되는데, 모든 고통의 해결이나 치유의 마침은 자연이다.

　몸에 새겨진 흔적에 따라 생겨난 몸과 마음에 있는 고통을 지우려 한다면, 그 원인과 결과치를 명확히 알아차리고 흔적을 지워내야 고통이 완전히 사라지게 되며, 고통이 끝나는 해법은 몸이 살아 있는 자연이 되어야 완치가 되며, 그게 아니면 몸이 자연으로 돌아가야 고통에서 해방되며, 살아서 자연이 되는 경지에 이르려고 한다면 내공이 몸에 있어야 가능하다.

　고통은 몸과 마음에 있다.
　고통은 몸에 남아있는 고통의 흔적을 지워야 몸의 고통과 마음의 고통이 사라지게 되는데, 몸의 고통은 남겨두고, 마음의 고통만 없애는 것은 이치적으로 맞지는 않지만, 단순히 마음에만 있는 괴로움이나 고통을 지우는 것은 몸의 고통을 없애는 것보다는 아주 쉽다.

　마음에 있는 고통은 마음을 집중으로 하심하여 내려놓으면 마음의 움직임을 볼 수 있게 되며, 그렇게 생겨난 마음의 정체를 집중을 통하여 알게 되며, 그 마음의 정체는 상대가 자신이라는 것을 확연히 알아차리게 되고 나면, 그러한 잡다한 마음들이 정리가 되어 마음의 고통으로부터 벗어날 수가 있다. 즉 마음의 고통은 상대방이 바로 자신이라는 것을 확연히 알아차리고 나면 그러한 잡다한 잡념들이 정리되어 마음이 평온을 갖게 된다.

　마음의 괴로움이나 고통은 과거의 행적에서 지우지 못한 흔적과 평소에 영향이 미치지 못했거나 경솔한 행위의 그림자로서, 수행으로 마음이 맑아지다 보면 상흔이 치유되면서 원한이나 사무침도 점차 사라지고, 그러한 마음이 생겨나는 원인을 명확히 알아차리고 나면 사라지게 되며, 또한 생활습관에서 생겨난 고통이 있는데, 그 원인을 찾아 습관을 반성하여 고치고 없애버리면서 마음을 평정하는 것이 수행이다.

몸에 남아있는 흔적에 따라 괴로움이나 고통이 생겨나게 되며, 집중훈련을 통하여 그 고통의 원인인 근본을 찾아내 흔적을 지우는 것이 수행이다. 머리, 뇌, 심장, 폐, 허리 어깨, 무릎, 뱃속 등 몸의 어느 부분이든, 고통의 발생 원인을 근본에서 찾아 없애는 것이 수행이며, 고통의 원인을 명확히 알아차리고 극복하면, 시공에 관계없이 흔적을 없앨 수가 있다.

몸속 고통의 원인을 찾아 없애려 하면 내공이 있어야 하며, 내공은 몸에 단전을 만들어서, 단전 움직임 따라 생겨나는 자연에너지를 활용하면 고통의 원인이 머리에 있든, 심장에 있든, 골반 속에 있든 찾아내어 병의 근간을 없앨 수가 있으며, 고통을 없애는 몸속 급소의 핵은 환골이다. 환골에너지를 활용하면 몸속 어느 구석이 있던지 고통을 지울 수가 있으며, 종국에는 몸속 고통은 모두 지울 수가 있다.

고통이 뇌에 있으면 환골에너지 활성으로 뇌가 근본에 이르러 새 뇌가 되며, 폐에 고통이 있으면 환골에너지 활성으로 시공을 벗어나 새로운 폐로 재생되어진다. 우리 몸의 근간은 환골이며, 몸속의 모든 병은 근본에 이르러야 완치되어 흔적이 없어진다. 환골 속의 고통을 모두 지우려면 사람마다 살아온 흔적의 깊이가 개개인마다 다르지만, 자연인의 경우는 7,000여 회 환골탈태를 넘어서는 시점으로 소주천 이른 후 약 15년 지날 때쯤에 환골의 고통을 모두 다 지우고 새로운 환골로 부여받을 수 있었다. 몸 안의 고통은 수련자의 의지에 의해 모두 지울 수가 있으며, 결국에는 모든 고통을 극복하게 된다.

　예전 삶의 흔적인 인과를 선량하게 진화되어지는 과정을 밟는 것이 수련이며, 진화과정을 통한 수련자의 노력 여하에 따라 우리 몸은 우주와 같은 근본에 이르게 하는 것이 최선의 수련이다.

정진

수련자는 마음을 하심자리에 내려놓아 집중, 관조하여
그 마음에 빠지지 말고 한 톨의 미혹함도 없이 정진하여라
집중도가 무너지거나, 내면으로 빠져드는 수련에 임할 시
정도에서 벗어나 빙의 등 정신적인 문제점이 생길 수가 있으니
완벽한 하심으로 관조하여
내면으로 빠져들지 않게 집중하여 수련하라
(내면으로 빠져들 경우 정도를 벗어나게 되며, 정진이 멈추는 등
많은 것을 잃게 되니 초집중하여라)

수련자는 하심자리에 몸을 먼저 내려놓으면
마음도 따라 내려오게 되니 몸과 마음을 내려놓아
집중, 호흡하여 관조하라

초급 수련자

하심자리에 몸과 마음을 내려놓아 집중하여 호흡하되
들숨과 날숨을 통하여,
잡념이 일어나지 않도록 집중수련에 임하고
단초의 방심도 놓치지 말고
몸의 고통도 타협하지 말고 정진하라!
앞전 수련에서의 좋은 느낌이나, 어떤 기대도 하지 말고
하단전 만들기에 초집중 수련하라!
단초의 방심도 금물이다
수련시간은 1~2시간 이상 하여라

중급 수련자

호흡수련시마다 최소 소주천 운용의 경지에 이르도록 정진하라!
초집중을 통하여 환골탈태의 경지에 이르도록 정진하라!
매수련마다 소주천을 운기하게 되면 단전의 움직임에 의해서
자연에너지 운용의 경지에 이르도록 정진하라!
수련시마다 자신의 최고의 경지를 넘어서도록 수련을 해주어야
몸이 단계별로 성장과 진화를 이뤄나가게 되니
초주검이 되도록 정진하라!
(최고도의 경지를 넘어설 때마다 몸이 단계별로 진화된다)
수련시간은 2시간 이상 하여라

고급 수련자

수련시마다 끝없는 정진을 이끌어내어

몸이 재탄생되는 경지에 이르도록 수련하라!

남아있는 몸의 한 톨까지 다 태워 끝없는 정진으로

정신과 육체를 태워서 수련시마다 새 몸으로 부여받으라!

수련으로 시공을 벗어나 몸이 일취월장을 이뤄

최고조의 환골탈태 경지에 이르도록 정진하라!

註)
환골탈태는 수련자의 내공의 정도에 따라
대자연 운용의 깊이와 몸속의 변화가 다르게 성장과 진화를 이끌어낸다
우리 몸은 수련도에 따라 무한대 자연에너지 운용으로
몸은 시공을 초월하여 무한대 몸으로 업그레이드가 되어진다

끝없는 정진

끝까지 정진

수련자는 감기, 몸살, 발열, 아픔, 고통, 바이러스, 과음, 경직, 과로 등으로 체력, 기력이 떨어져 있을 경우에는 끝까지 끊임없는 정진으로, 몸속에 잔재되어 있는 열, 바이러스, 경직, 체력을 털어내고 극복하여 회복시켜, 기력을 충전하여 몸을 회복하여라.

끝까지 끊임없는 정진에 정진으로 이어지면 끝끝내는 대자연의 절대 경지에 이르게 된다. 몸 안의 잔재되어 있는, 모든 것은 다 털어낼 수가 있다. 몸속에 있는 감기, 바이러스 균, 세균 하나도 남김없이 녹여 없애버려라.

끝없는 정진

한 톨의 남아있는 힘마저 다 쏟아내어 정진하고
한 톨의 힘마저도 남아있지 않더라도 정진에 정진을 이끌어내라
그리하면 새로운 자연의 세계, 무량의 우주 근본에 이르러
한 단계 더 업그레이드가 된 몸을 부여받게 된다

끝까지 버텨내어 한계를 극복하는 것이 수련이다 ~자연인~

성장과 진화

우리 몸은 청소년 성장기를 벗어나면 성장이 멈추나
수행자는 내공력으로 시공을 벗어나 성장을 도모한다
우리 몸의 성장판은 골반 속에 있으며
수련을 통하여 단전이 환골에 이르면 운기를 통하여
몸의 성장판을 활성, 성장과 진화를 운용하게 된다

환골운용의 경지에 이른 수행자는
체력의 한계를 벗어나 새로운 활력의 몸을 만들고
진일보 향상된 자신의 몸과 수명 다스림 능력을 갖추고
운명을 관장할 수 있는 내공을 갖추게 된다

성장과 진화를 이끌어내는 것은 환골에너지이며
환골에너지는 우주자연 에너지이자 몸의 소우주이다

註)
내공력자는 수련시 소우주 운용으로 환골의 축기로
성장판인 환골을 재생, 성장을 이끌어내어
골격, 장기, 근육, 세포 회생능력을 시공을 벗어나
끊임없이 운용하게 된다

참 수행자

　참 수행자는 몸의 어떤 걸림돌이나 연연함을 벗어난 자로서 먹을거리에 대한 미련이나, 병원치료에 대한 아쉬움이나 의지할 필요도 없이 일상의 운기로 몸을 알아차려 다스리고 운용하여, 몸에 대하여 초연한 경지에 이른 자이다.

　참 수행자는 마음의 어떤 갇힘이나 연연함을 벗어나서, 어떠한 종교적 가치나, 도덕성, 철학, 사상, 정치, 학술, 학문, 예술, 의술, 운명에 대한 미련이나 궁금함, 미혹함을 갖지 않는 삶을 살아가는 경지에 이른 자이다.

　참 수행자는 단초도 놓치지 않는 몸 알아차림의 경각으로 자신의 몸 상태를 늘상 운기로 주시하여 철저한 자신 관리, 선도(善導), 후학(後學), 주변 환자 헌신치료, 사회와 인류에 봉사, 하늘에서 얻은 자연양식 되돌려줌을 천직으로 삼아야 하며, 운명도 자신이 선택하여 결정지어 병원에서 운명을 맞이하는 부끄러움을 갖지 않는 경지에 이른 자이다.

註)
참 수행자는 마음이나 몸에 병이 없어야 하며
마음이나, 몸에 병이 있는 것은 바른 수행을 하지 못한 자이다
몸과 마음을 다스리지 못하는 수행은 굳이 할 가치가 없는 것이다

수련은 잠자는 나를
깨우는 것이다

정신의 세계는 억만 겹 같으나
수련에 의해서 백지장이 되고

육체의 깊이는 우주와 같으나
수련에 의해서 한올한올 벗는다

수련은 잠자는 나를 깨우는 것이다

註)
육체의 깊이는 우주와 같으나
몸의 주인인 환골을 풀어내야
한올한올 껍질이 벗겨진다

수련의 진수

'나'란 자체를 살펴보면 몸과 마음이 있다.

몸은 마음이 없어도 존재하지만 마음은 몸이 없으면 존재할 수가 없다. 마음 없이 몸은 살아갈 수가 있지만 몸 없이 마음만 생겨날 수가 없다. 마음을 닦는 것은 하나를 얻는 것이고, 몸을 닦는 것은 열둘 얻고 나서 우주자연을 몸으로 섭렵하여 몸으로 우주자연을 누리고 사는 것이다.

몸은 실체가 있어 사실 그대로이다.

몸을 닦으면 닦은 만큼 몸의 변화가 생기고 그 결실을 걷어가며 살게 된다. 또한 몸의 실체에서 들여다보면 마음은 생겨날 일도 없고, 가질 필요가 없는 한마디로 쓸데가 없는 것으로, 마음이 없을수록 몸은 지복감이 높다.

초보 수련자는 집중을 통하여 수련하게 될 때 마음이란 장애물이 나타나게 되는데, 마음과 친해주지 않으면 그 마음은 이내 사라져 버린다. 마음이 일시 사라지면 몸이 보이고 몸을 보다 보면 또 다른 마음이 들락거리지만 마찬가지로 무관심해 버리면 그 마음 또한 사라져버린다. 그런 일이 반복되다 보면 마음이라는 것은 실체가 없는 것으로, 즉 자신하고 무관한 것을 알아차리게 되며, 그러다 보면 마음은 생각하는 의미가 없어지고 결국에는 몸만 남게 된다. 몸은 단전을 통해서 집중하다 보면 처음에는 몸의 여기저기가 보이지만 초집중 상태에 이르게 되면, 몸은 사라지고 단전만 남게 된다.

수련자는 호흡을 통해서 단전을 집중 수련하다 보면 단전만 남게 되고, 이완에서 절대이완에 이르면서 단전의 움직임을 통한 에너지 활성으로 자연에너지가 몸을 일깨워주게 된다. 점차적인 자연에너지 충천으로 몸이 지복감을 얻게 되고, 몸은 한 단계, 한 단계 자연에너지에 의해 몸속 안이 열리고 자연에너지는 충천되어 갇혔던 몸속 전체가 섬세하게 투영되며, 수련 정도에 따라 몸은 성장과 진화를 이끌어내어 나이에 관계없이 시공을 초월하여 한 단계 또 한 단계 업그레이드가 되어진다.

즉, 몸 수련은 집중을 통하여 마음을 지우고 나면 몸만 남게 되나, 또한 집중을 통하여 몸을 지우고 나면 단전만 남게 되며, 단전의 자연에너지가 온몸을 돌고 돌아 우주와 하나를 이루게 된다.

마음을 닦아 수련하는 것은 하나의 관문을 통과하는 것이고, 몸을 닦아 수련하는 것은 마음의 관문을 통과한 후, 온몸으로 돌고 돌아, 몸이 생겨나고 사라짐을 알아차리고, 몸의 진일보 성장과 진화를 이끌어 가게 되는 것이다. 몸 수련은 몸속을 알아차리는 것으로 몸을 알려면 단전을 만들지 않으면 몸속을 들여다볼 수 없는 것이 자연의 원리이다.

몸 수련은 몸속의 상태를 머리끝에서부터 발끝까지 뇌 속, 뼈 속을 알아차리고 생명이 탄생하고 성장하고 질병을 얻게 되고, 그 질병으로부터 벗어나게 되고 몸의 장생방법을 몸이 스스로 터득하여, 자신의 몸을 영생체제로 전환하기에 이르게 된다.

몸속을 알아차리려면 단전을 몸속에서 운용하여야 단전을 통하여 몸속을 여행하면서 생로병사를 몸속 소우주 자연에너지 움직임을 통하여 알아차리게 된다. 늘상 운기로 시공을 벗어나서 자연에너지 충천, 몸의 환희를 일상으로 즐기게 된다. 마음을 여는 것은 하나의 관문을 통과하는 것이나, 몸을 여는 것은 초집중을 통하여 12단계를 거쳐서 60관문을 넘어 우주 끝 넘어선 경지운용으로 무병장생 희희락락(喜喜樂樂) 여정에 이르는 것이다.

처절하게 수련하라

어떤 상황에 이르더라도
자세 흐트러지지 말고
매순간마다 각성하라

어떤 고난이 찾아오더라도
자신과 타협하지 말고 무너지지 말라
뼛속 끝까지 태워서라도 정진하라

수련은 고통이 기본이다
죽음을 내놓아서라도 타협하지 말라
관조를 철저히 하고 모든 걸 극복하라
촌각도 방심하거나 놓치지 말라

졸음이 오면 중단하고
한순간도 무너지지 말라
한순간일지라도 안식이나
편안함이나 나태함을 찾지 말라

지금 수련하는 이 순간
내 인생의 마지막 날처럼
죽음을 불사하고 수련하라

註)
몸 안 억겁의 물욕, 심욕, 육욕의 때를 벗겨내는 데는
그만큼 지움의 시간을 기다리고 인내하고 고통을 넘기고 나서야
결국에는 근본에 다다르고 벗기어내게 되며
근본에 이르면, 그대에게 자연의 선물인 환희, 지복, 영생을 안겨주게 된다

최적의 수련 시간대

새벽시간 3~7시간대 하늘문이 열리어 천지에 기가 가득하다
이 시간대에 수련을 하면 심도 있게 수련 정도를 이룰 수가 있다

이 시간대에는 모든 사람의 기운이 왕성하여
밭에서 일을 해도 힘들거나 지치지도 않고
낮 시간대의 두 배 넘는 일을 소화할 수가 있다
이 시간대는 기상이 충천하여 기력 약한 남성도 기력이 왕성하고
모든 사람이 힘들지 않게 왕성한 기운을 얻어
많은 일을 할 수 있다

이 시간대 활동하는 사람이 건강한 편이며
이 시간대부터 일한 사람들이 부자가 많다
이 시간대 수련자가 진정한 수행자이다

단전의 활성

단전은 비움의 극치에서 활성된다

단전의 활성은
내려놓아야 하고
비워야 하고
의도가 사라져야 하고
끝까지 견디어내야 하고

초집중을 통하여
초자연에 이르러야 단전이 활성되어 얻어지는
초자연에너지는 무궁무량하며
비움의 극치에서 활성되기 때문에
지나쳐도 탈나지 않는다

수련자는 단전 활성을 이뤄

최고조의 수련의 경지에 이루도록 하여라

註)
단전은 인위적일수록 약화된다
단전은 몸과 마음을 굴복시켜야 활성되어
우주자연 에너지를 운용하게 된다
고행수련으로 몸을 벗어내어 자신이란 형체마저도 벗어나야
우주의 근본에 이르게 된다

되어짐을 응시하고 관찰하라

관조를 철저히 하고 앞질러 가지 마라
나는 그냥 수련만 할 뿐이다

내 몸의 어떤 되어짐을 의도하지 말라
내 몸의 지금 되어진 상황만 주시하라
되어짐만 응시하고 관찰하라

항상 기본에서 시작하고
오로지 기본자세로 일관하며
마음은 항시 떨쳐내 버리고
기본으로 돌아와서 마무리하고 마쳐라

수련자는 흐트러짐 없는 자세를 일관하여 수행하고

수련 중 자세가 흐트러져 있는 걸 알아차리면 바로 잡아주고
수련 중 힘이 들어가 있으면 바로 힘을 빼주고
잡생각에 빠진 걸 알아차리면 바로 잡생각을 떨쳐내고
체력이 한계에 이르면 극기로 그 한계를 뛰어넘어라

몸의 진전되어짐을 알아차리고 관찰하라
몸의 진전이 안 되었는데 예전의 어떤 상태를 의도하면
몸에 힘이 들어가게 되고, 정진이 약화된다

몸 밖의 관조는 집중으로 정진을 이끌어내지만
몸 안의 내면 관조는 집중에서 집착으로 변질되는 시점이다
모든 걸 참고 이겨내는 과정이 수련이며
참고 이겨내고 나면 세상엔 웃을 일밖에 없다

불로장생이 가능한가

몸속의 끊임없는 자연에너지를 시공을 떠나 운용하기에 이르면 불로장생 체제가 가능하다. 우리 몸은 몸속 에너지 작동에 의해 살아가며, 몸속의 자연에너지가 고갈되지 않는 한 장생이 가능하다.

몸속 환골에너지는 태양에너지, 지구에너지처럼 무한대 자연에너지로, 수련자의 진수와 경지에 따라 운용되며, 일상에서 운기로 자신의 몸을 운용하여, 최적화된 몸을 항상 유지할 수가 있다. 또한 환골에너지 활용으로 자연순리의 자연치유 방식의 치병도 가능하다.

단, 환골운용으로 무한대 자연에너지를 운용해야 가능하다. 환골에너지는 수련과정에서 처음에는 8차원 이상의 경지에서 운용되나 수련으로 경지에 이르고 나면 일상에서 환골에너지를 운용하게 된다. 환골에너지가 활성하면 몸이 굳지 않으며, 세월이나 생활 또는 환경에서 오는 어떠한 걸림이나 장애요인을 운기를 통해 시공 초월하여 운용하며, 운기를 통해 수(壽)를 다스린다.

註)
수련자는 내공력이 경지에 이르고
몸이 근본에 이르게 유지하게 되면
시공초월, 불로장생에 이르게 되며
근본에는 무한자연 에너지가 담겨있다

복식호흡이 좋은 점

복식호흡을 하면 몸이 이완된다

　복식호흡을 하면 골격, 신경, 세포, 장기, 뇌, 혈관, 혈액 등 몸의 모든 기능 활성화로 몸이 따뜻해지고 혈액순환이 활성되며, 골반, 척추, 어깨, 머리 등 모든 골격이 바르게 정형 및 재생되어 제 기능을 찾게 된다.

　골격 속의 노폐물, 독소 배출, 산소 및 영양소 공급이 원활해지며 신경, 근육, 세포가 젊어지고, 각종 장기의 독소, 노폐물, 각종 종양 억제 및 제거되며, 모든 기능이 활성화로 젊어진다.

　정신과 심신이 안정을 얻어 어떤 스트레스나 충격에도 무너지지 않고 견디어낼 수 있는 내공이 생기며, 마음과 정신을 흔들림 없이 다스려 건강에 대한 자부심이 생겨난다.

복식호흡을 하면 몸이 어떻게 변하나?

기존 병약한 몸이 건강한 체질로 변한다. 뼈, 뇌, 내분비기관, 혈관, 혈액, 혈색 등 신체구조가 젊어진다. 면역기능 활성화로 어떤 질병도 이겨낼 수 있는 면역체계를 갖추게 된다. 몸이 따뜻하고 건강해지기 때문에 마음도 한결 여유로워진다.

복식호흡과 질병과의 관계

복식호흡을 하면 몸의 균형이 바르게 잡혀 건강의 기본인 하체의 체온 상승으로 웬만한 질병에서 쉽게 이겨낼 수 있는 면역체계를 유지할 수가 있으며, 기존 고질병에서 벗어나고 건강한 체형의 무병장수 체질로 전환된다.

복식호흡을 하면 몸이 따뜻해지고 이완되어 부드러워지기 때문에 어떤 경직도 녹아내리게 되며, 몸과 마음이 정체되어 가는 순간과 그 과정까지도 알아차리게 되어, 매순간마다 몸속의 찌든 이끼를 걷어낼 수가 있다.

단전호흡은 몸을 일깨워준다

단전호흡은
일상의 마음각성과
몸의 움직임을 늘상으로 알아차리고 일깨워준다

잠자는 자신을 일깨워준다
퇴보하는 몸을 일깨워준다
노화되는 몸을 일깨워준다

늘상 마음자리를 살피어
남에게 상처가 되는 말을 삼가하고
말보다는 행동을 앞세워 실천하며
행위마다 몸에 복을 짓는다

몸속의 병이 생겨남을 감지하여 회복시켜 준다
굳어진 몸을 이완시켜 회생, 진화시켜 준다
몸이 노화되어 감을 알아차리고 방지한다

수련해도 성과가 없는 경우

　한 번뿐인 삶에서 생전에 몸과 마음의 미혹함을 벗고 걸림돌 없이 살아볼 요량으로 저마다 뜻을 가지고 인연을 찾아 수행자의 길로 나서 보지만, 현생의 인연이 없어서인지 수행을 해도 아무런 성과가 없거나, 수행을 해도 몸과 마음이 수행의 정도에 따라 진척이 안 되어 요원한 경우가 있는데, 이는 바른 수행의 길을 선택하지 못했거나, 수행방법에 문제가 있거나, 아니면 수행자의 의지가 약해서인지를 정리해본다.

　올바른 수행이란 각고의 수련을 통하여 몸과 마음이 완성을 이뤄 어떤 경우에도 걸림 없이 우주자연을 즐기는 경지를 운용하면서, 이 생에서 미련 없이 수련이 종결되었구나 인지하여, 아쉬움 없는 대만족의 삶을 맞이하는 것이다. 그러나 힘들고 모진 수행을 해도 몸도 마음도 미혹함이 남아있거나 지금의 수행에 확신을 갖지 못하고 있는 수행자라면, 지금 하고 있는 수련방법이 정통 수행방법이 아니거나 올바른 수행방법이 아니지 않을까 한다.

수행이 종결되었다는 것은 몸이 완성을 이뤄 생사여탈의 경지에 이른 것을 말하며, 수련으로 몸이 종결되었다는 것은, 어떤 느낌이 아닌 몸속 안의 움직임을 통하여, 몸의 생겨남과 사라짐, 병의 생겨나고 사라짐, 탄생, 성장과 진화, 생명의 마침, 자신의 몸이 무병장수 체제를 갖추고, 일상의 운기를 통해 수명을 다스려 연장할 수 있는 체제완성과 혜안으로 몸속의 움직임을 꿰뚫어보아야 하겠다.

마음의 일어남과 사라짐, 몸의 일어남과 사라짐을 통달하고, 운기를 통해 몸 에너지를 활성화하여 활기찬 일상과 몸의 환희를 생활화할 수 있어야 하겠다. 마음 위주의 수련을 하거나, 의식호흡 수련, 기공수련을 하는 경우는 몸과 마음이 대자유를 얻기란 용이하지 못할 것이며, 수행의 완성이란 몸의 완성을 통해서 몸과 마음이 대자연의 경지를 얻어 일상에서 대만족의 삶을 살아가는 것을 말한다.

단전호흡 탈이 나는 것은

　복식호흡을 하면 들숨에 맹꽁이배처럼 배가 불룩 나오고, 날숨에 배가 들어가고 하는 방식의 사실적이고 단순한 호흡을 하여야 자연순리에 따라 배의 힘과 근육이 생겨나서, 자연의 방식에 따라 단전이 몸 안에 생겨나고 탄력을 얻어, 그 단전 움직임 따라 내공과정과 소주천 과정을 거쳐, 단전이 활성화되어 왕성해지고, 그 단전 움직임에 의한 사연에너지를 운용하여 고품격자의 삶을 열어가게 되는 몸을 만들고 유지해나가는 것이 정석 호흡법이다.

　혹자의 수련자들이 사실 호흡법이 아닌 가상호흡, 의식호흡, 명문호흡을 하게 되면, 의도적인 호흡방식으로 자연의 근본으로 되돌리기 위한 정법이치를 벗어나서 몸에 단전을 만들려고 하는 것은 인위적인 방법이라, 몸의 단전이 만들어지지 않을 뿐만 아니라, 자연과 역행하는 방식의 호흡법으로 인하여 몸에는 반드시 단전이 아닌 질병이 자리잡히게 된다.

자연의 원리대로 다가서는 순리방식에 의해서만 무량의 우주자연 에너지가 단전을 통하여 운기하여 활용되는 것으로, 수련자는 순리방식의 수련에 의해서 반드시 하단전을 먼저 만들어서, 하단전의 에너지원을 초석으로 백회, 회음, 상단(인당혈), 중단을 열어야 탈 없이 순행할 수가 있다.

다음의 경우는 무조건 탈난다
초보 수련자가 단전호흡 수련을 혼자서 하면 탈난다
서적이나 구술의 방법으로 수련하면 탈난다
정도를 이루지 못한 스승의 지도를 받으면 탈난다
궁리, 기교, 기적, 요령 위주의 수련은 탈난다
몸보다 의식이 앞질러 가려 하면 탈난다
하심*, 하신(下身)*이 완벽하지 못하면 탈난다
하단전의 무한자연 에너지는 초집중*, 하신, 관조로 극복하라
몸이 되어져 가는 과정을 관조하면서 실타래 풀어가듯 수련하라

註)
* **하심(下心)** : 마음을 관조자리에 내려놓음
* **하신(下身)** : 몸과 단전을 관조자리에 내려놓음
* **초집중** : 단전에너지를 관조자리에 내려놓음

수련자의 먹거리

수련자는 늘 부족한 듯 절식을 하라
배가 고프면 먹고 배부르면 먹지 말라
배가 비어있으면 몸이 가볍고 에너지는 충천하다
끼니에 3찬 이상 먹지 말라
봄에는 산나물 3종류 정도 먹어라
가을에는 버섯 3종류 먹어라
장생 산약초 섭취하라

— 식사는 부족한 듯이
　많이 먹으면 몸은 차고 기력이 떨어진다
　수련자는 적게 먹어도 영양 흡수력이 높아진다
— 봄에는 산나물(머위, 냉이. 쑥, 취나물, 두릅, 엄순 등) 섭취하라
　한해 3종류 나물을 섭취하면 1년치의 기가 보충된다

― 가을에는 버섯(표고, 능이, 송이, 싸리 등)

   한해 3종류 버섯 섭취하면 1년간 오장육부가 편하다

― 장생 산약초, 즉 장생 도라지, 잔대, 더덕, 갈근, 산마. 하수오,

   구기자, 솔잎 등 산에서 오래 장생하는 산약초를 가까이하라

   (산마, 하수오, 솔잎은 법제 필수)

― 술은 끼니에 한 잔 이상 먹지 말라(수련에 저해)

― 꿀, 효소식품 먹어라

註)

* **약초 법제** : 산마는 수증기에 쪄서 꿀과 섭취,
  하수오는 정종 술에 1일 법제 후 수증기에 3번 쪄서 꿀과 섭취,
  솔잎은 동절기(12~1월) 채취하여, 3일간 물에 담그고 쪄서 말린다

수련자와 수면

수련자는 하루에 3시간 정도만 자면 충분하다

수면은 몸의 이완을 얻기 위해 휴식을 취하는 것으로
수련자는 수련으로 몸의 이완능력이 향상되어
내공력에 따라 수면이 점점 의미가 없게 된다

경지에 오르면 수면이 그다지 필요 없는 수준에 이른다

註)
수련자의 수련시간은 몸을 이완시키는 시간대로
수련시간만큼 수면을 덜 취해도 무방하다

수련자와 금욕

수련자는 금욕과 절제를 지켜야 수련도를 이루게 된다.

집중을 통한 정진으로 한계상황을 벗어 대자연의 근본에 이르는 수련에 금욕, 금주 등 절제를 하여야 흔들림 없는 체력과 정신력을 바탕으로 수행자로서의 경지에 이르게 되는 것이 자연의 구조이다. 인간의 본능을 절제하여 기력을 충전하여야 수행을 이어갈 수가 있으며, 그렇다고 금욕을 인위적으로 떨어뜨리게 하는 것은 생명력인 기력을 깎아내리는 자해행위로, 수련으로 기력을 향상시켜 무병장생의 몸을 만들어가는 정법수련과 정면으로 배치되는 격으로, 몸을 살리고 금욕을 잘 다스리는 정도의 수행자 길을 적시해본다.

우리 몸 생성의 근본인 기력, 정력, 면역력, 생명력이 같은 맥락으로 수련자는 수행에서 금욕을 잘 조율하여 수련도를 완성해야 한다. 정법수련은 기력, 체력, 생명력이 향상되어 몸의 모든 질병에서 벗어나게 되고 수명 또한 장생체제로 전환되어지는데, 기력의 충천으로 인한 왕성한 에너지를 절제된 금욕으로 자신을 잘 다스려 내지 못하면 수련도에 장애요소가 되는 것으로, 우리 몸은 정력, 기력, 면역력, 생명력, 수명이 한 곳에 집결되어 있어서, 따로 떼어놓을 수가 없으므로 수련자가 지혜롭게 풀어야 할 과제인 것이다.

자연의 움직임에서 바라보는 우리 몸은 금욕을 다스리지 못하거나, 지나친 과음, 누적된 과로를 하게 되면 몸의 근본인 환골이 경색되어 몸 안의 진액과 기력이 빠져나가는 구조이며, 수련의 근본에 이르는 자연으로 회복되어지는 기다림의 시간만큼 절대적으로 차단된다. 지나친 과음을 하거나 욕정을 해소하면 보통 사람의 경우 14일 정도의 시일이 지나야 완전히 회복되어 몸이 근본에 이르게 되는 자연의 구조이다. 그런 이유로 함부로 정을 낭비한 자는 일찍 괴멸단계로 접어들게 되는 게 자연의 이치로, 예로부터 금욕, 방중술 등 상식이 난무하다.

보통 사람이 욕구를 풀게 되면 정확히 14일 정도 지나야 뼛속의 흔적까지 완전히 회복되며, 수련자는 내공도에 따라 회복기간이 점점 단축되어지는 과정으로 전개되는데, 수련자가 소주천을 마치는 기점에 이르면 8일 정도로 회복기간이 단축되어진다. 수련자는 금욕을 안 지켰을 때는 8일 정도 지나야 소우주인 환골뼈의 해갈이 되어, 육신이 근본에 이르게 되는 것으로, 하늘의 절대 해금일이 경과되어야 입신의 경지인 절대경지에 다다르게 되는 것이 자연의 구조이다. 몸 수련자가 이 정도인데, 마음 다스리는 자는 금욕을 다스리지 못하면, 최소 보름 정도의 기간은 절대경지의 문이 열리지 않는다.

단전호흡의 몸 수련자는 소주천 수준의 8일에서 내공력에 따라, 7, 6, 5, 4, 3, 2, 1일로 회복기일이 점점 단축되어지며, 억겁으로 쌓인 삶의 나이테인 환골을 시공을 초월하여 무한자연 에너지를 운기, 자연의 근본에 이르기까지 풀어내어야 하는 내공자는, 금욕과 육욕 사이를 줄다리기하면서 몸을 다루게 되지만, 경지에 이르고 나면 욕구를 채우는 것은 하나를 얻는 것이지만, 금욕을 즐기면 열둘을 넘어 무한대의 환희를 얻게 되는 자연 구도에 수련자는 허허실실을 택하게 된다.

인간사, 기본욕구를 채우는 것이 첫 번째의 기쁨인데, 그걸 멀리 하는 것도 쉽지 않는 것이고, 금욕과 육욕을 다스려 가면서 수련도를 높여 무병장수 체제의 몸을 만들어가는 것이, 욕구를 채우는 것보다 더 큰 보물인 청복을 얻는 것일진대, 수행자는 금욕을 잘 다스려야 우주 대자연의 큰 기쁨인 환희의 경지를 즐기게 된다.

— 수련도가 깊어지면 육욕이라도 운무와 같이 부드러움의 경지를 운용하여, 기력 손감 없이 자연과 어울린 경지에 이르게 되기도 하지만 수련자는 절제가 기본바탕이어야 한다.
— 남성의 배출은 환골, 폐, 신장, 고환으로 연결돼 있어서, 무절제 배출로 인하여 고환이 빈약해지면 신장이 빈약해지고, 신장이 빈약해지면 폐가 빈약해지고, 폐가 빈약해지면 환골이 함몰되어져

수명이 빈약하다.

― 고환, 신장, 폐가 빈약하여졌을 때 회복기점은 몸의 근본인 환골에서 다스려야 정상적으로 회복된다.

환골은 우리 몸의 기력, 생명력, 면역력, 수명을 가름하는 소우주이다. 단, 위의 내용은 남성의 경우이며, 남성은 방사하면 기력이 떨어져 몸이 경직단계로 접어들게 되어 몸이 지치고 힘들고 자연의 기다림이 경과되어야 회복되지만, 반대로 여성의 경우 적당한 해소는 몸의 이완을 도와 몸이 활력을 얻게 되어 건강에 많은 도움이 되는 것은 여성은 남성과 달리 수성(水性)으로 힘을 들이지 않아도 몸이 녹아들어 쉽게 이완을 얻어 몸 움직임의 행위가 순조롭기 때문이며, 여성이 남성보다 이완능력이 운명적으로 뛰어나 회복력도 좋으며 수명도 더 길다.

註)
수련을 하면 기, 혈, 정, 골격, 활력, 수명력이 왕성해지는데
의식적으로 금욕을 몸속으로 강요한다면 인위적으로 생명력을 말살시키는
행위로 인하여 몸의 괴리가 생겨난다.

수련자는 몸의 알아차림을 통하여 금욕을 절제함으로써 얻어지는
우주자연의 선물인 큰 기쁨의 이치를 통하여
각성하는 몸으로 익혀 만들어가는 것이 정법수련이다

수련은 몸을 근본에 이르게 하는 훈련으로 절제를 못하여
근본이 흔들렸을 때, 근본으로 되돌리는 자연의 시간대는 기다림이 답이다.

수련자의 버리기

몸 수련자는 일순간도 경계를 놓치지 말고
늘상으로 자신을 채찍하여 땀 흘러 근면하고
결실은 하늘에 따르고 주변과 나눔하며 산다

몸 수련자는 하늘의 많은 결실을 얻었으니
작은 기쁨인 물욕과 육욕을 버릴 줄 알아야 하며
수련으로 얻은 건강, 양식은 베풂으로 소임하라

몸 수련자는 말과 행동의 잔영을
알아차리고 언동에 신중을 기하며
절제와 금욕의 기쁨을
몸으로 즐겨 살며 버리는 자체가 얻음이다

비움이 수행이며, 버리지 못하는 자는 하늘의 결실을 얻질 못하며
하늘의 결실은 비움의 극치를 넘어선 다음에야
인내의 선물로 다가선다

몸풀기

우리 몸은 성장기가 지나면서 노화단계로 이어져
하루가 다르게 잠자고 일어나도, 앉아있어도, 걸어 다녀도,
밥 먹는 순간에도 흘러가는 강물에 이끼 끼듯
살아가는 자체가 굳어지고 노화되어져 간다

운동은 굳어진 몸을 풀어내는 것이고
수련은 굳지 않는 몸을 만들어가는 것이고
내공은 굳지 않는 몸이 만들어지는 에너지이고
몸의 경지는 굳지 않는 몸에 이르는 것이다

수련자는 매일 수련 전 40분 이상 몸을 풀어라
내공자는 일주일 2번 이상 몸을 풀어라
수행자는 매일 1~2시간 보행수련을 하라

註)

* **도공(道功)** : 수련자는 행보, 행위 자체가 수련이며
  걸음마다 알아차림으로, 걸음걸이마다 수행이다
  걸음걸이에 힘 빼고 가볍고 활기차고 자세는 곧게 하라
  힘을 빼고 걸으면 걸음마다에 에너지가 실려 가볍다

부드러운 기운

기운을 만들어서 쓰는 것은 겉근육에너지이고
기운이 생겨나서 쓰는 것은 속근육에너지이다

겉근육의 자신 안의 에너지는 한계성이나
속근육의 이완되어진 에너지는 무량하다
겉근육에너지는 쓰고 나면 고갈되어 몸이 지치나
속근육에너지는 쓰고 나도 충전되어 몸이 편하다
속근육에너지는 기다림의 시간이 경과되어야 얻어지며
속근육에너지는 몸을 이완시켜 건강, 자생력을 높여준다

힘을 쓰면서 걷고, 뛰고, 단련하면 겉근육이 활성되고
힘을 빼면서 걷고, 뛰고, 단련하면 속근육이 활성된다
힘들이면서 겉근육이 활성하면 에너지가 소진되어 힘들고 지친다

힘 빼서의 속근육 움직임은 에너지가 충전되어 힘이 생긴다
겉근육이 활성되면 속근육이 퇴보하는 상관관계이다

노래할 때, 운동할 때, 골프할 때, 사랑할 때 힘을 빼주면 속근육이 움직여, 몸의 알아차림의 느낌이 생겨나 에너지는 상승되어 힘은 더 생기고, 몸의 에너지는 충전되어 활력을 얻게 된다. 반대로, 노래할 때, 골프, 운동, 사랑할 때 힘쓰고 기를 쓰면 속근육은 퇴보하고, 겉근육의 한계성에너지로 운동량은 기대에 못 미치고, 몸은 힘들고 지치게 된다.

등산, 운동, 노래, 사랑할 때 몸이 이완되어지는 자연의 시간대 40분 정도 힘을 빼어 천천히 몸을 풀어주어 속근육 활성하여 주고 나서 등산, 노래, 관계하면 자연에너지가 충전되어, 몸은 지치지도 않고 등산은 가볍게 완주하게 되고, 노래는 장시간 해도 가볍고, 사랑에도 부드러운 기운이 넘치게 된다.

註)
겉근육 활성은 퇴화, 노화이고
속근육 활성은 성장, 젊음이다

도공(道功)

걸음걸이가 인격이며
수련자는 걸음걸이에 인품이 있어야 한다
수련자는 에너지가 있어 발걸음이 가볍고 부드럽다
걸음걸이마다에 힘 빼고 경쾌하게 걸어라

수련자는 행보가 수련이며
걸음마다 알아차림으로 한 걸음마다 수행이다
걸음에 힘 빼고 가볍고 활기차고 꼿꼿해야 한다
힘을 빼고 걸으면 걸음마다에 에너지가 실려있다

걸음걸이 수련방법
　○ 도공수련은 한 걸음에 한 호흡, 알아차림의 걸음으로

발을 들어 올림과 내디딤의 움직임을 놓치지 말고
　　　걸음으로 수행하라
○ 걷는 자세는 살짝 낮추고 적당하게 넓은 보폭을 유지하여
　　　몸체의 흔들림 없이 발은 높게 들어 올리고 내리고 하라
○ 걸음걸이는 최대한 느린 호흡으로 힘을 빼고 부드럽게 걸어라
○ 초보 수행자는 보행수련을 30분 정도 익혀서 연습하라
○ 수련자는 평소 하루에 1~2시간 보행하여
　　　하체 근육 단련 및 기력을 충전하여 수련도를 높여라

註)
힘 빼고 걸으면 뼈(환골) 부분이 활성되어
몸의 이완을 도와 혈행이 좋으며 뇌세포, 신경계, 오장육부,
모든 신체 부분의 근육 유지 및 기력이 향상된다

힘을 빼고 천천히 걸어야 속근육이 발달되어 건강의 으뜸이다
힘을 주고 빨리 걸으면 겉근육이 발달되고 속근육은 퇴보한다

의도수련은 하지 마라

　남에게 보여주기 위한 행위는 의도의 수단이 들어있는 것으로, 작은 것은 취할지 모르나 진정한 진수의 경지를 얻지 못하게 된다. 수련자는 수련을 통하여 어떠한 경우에도 무너지지 않는 체력과 기력의 건강한 몸과 어떤 경우에도 흔들리거나 후회하거나 부끄러움이 없는 초지일관의 행동하는 고품격 인품 인격체를 갖추어, 인류와 사회에 공헌하고, 인류 치병에 한몫을 감당하여, 수행으로 얻은 하늘양식은 봉사, 후학 등을 통하여 자연으로 되돌려주는 것이 수련자의 몫이다.

　남을 현혹시키려는 행위의 수행자, 술법을 자랑하기 위한 기공, 차력술 등 남에게 보여주려는 의도의 수련자는 얄팍한 상술이나 먹을거리 해결수단에 불과하다. 진정한 수련자는 어떠한 경우에도 자신을 내려놓아 드러내지 않으며, 상대에게 양보하여 이기지 않으려는 부드러운 에너지로 수련자 자신의 건강과 수를 헤아려 나가고 주변 병약자를 돌보고 배려하는 자세로 후학을 열어 자연과 더불어 즐겨 살아가는 것이 진정한 수련자의 길이다.

별난 기공, 차력, 장풍, 촛불 끄기, 무거운 것 들어 올리기 등 순간 민첩하거나 강력한 파워는 생명력하고는 그다지 연관되지 않으며 순리방식의 자신 연마로 끝까지 견디어내어 이기지 않는 부드러움이 최고의 경지인 것이다. 자연의 비움을 밥벌이로 이용하는 것은 얻는 것보다 잃는 게 많으며 과히 옳지 못하다.

진정한 수련의 목적은 기교가 아닌 무병장생이다 ~자연인~

정신적인 수련

수련자는 정도를 벗어난
의도수련, 의식수련, 내면수련, 이론적·정신적 수련을 하게 되면
정신적인 혼미로 인하여 몸의 완성은 불가능하며
수련으로 얻는 것보다 잃는 게 많다

한 점의 미혹함도 없이
순수자연에 임하여 정진하여야 몸이 열려 나가게 되며
무결점 우주자연의 몸을 만들어내어
무량우주 자연에너지를 몸으로 운용하여
대자연을 몸으로 연출하는 삶을 살아가게 된다

註)
의도, 의식, 내면, 기교, 이론을 바탕으로 수련을 하면
대자연으로의 접근이 차단되어 몸의 괴리로 병을 얻게 된다
몸이 자연인데 정신적으로만 자연으로 접근하려 하면
순리를 벗어난 모순으로 많은 걸 잃게 되니 주의하라

정신을 앞세운 수련이나 마음 닦는 수련은
몸이 대자연에 이르지 못하는 수련법이다

인체의 근간

　산이나 집, 사람 등 만물은 근간인 기초가 튼튼해야 버팀목이 되어 꼴의 형태를 갖추게 된다. 사람도 몸의 근간인 골반이 튼실해야 한평생 살아가는 동안 큰 병치레 없이 건강한 몸을 유지할 수가 있으며, 건강한 몸을 바탕으로 왕성한 사회활동과 무병장수를 얻을 수가 있다. 인간은 기초인 골반이 무너지면 신체 균형이 무너져 고질병을 얻게 되며, 건강한 삶을 누려갈 수가 없다.

　우리 몸의 근간은 골반이다.
　튼튼한 골반이 바탕되어야 건강한 생명력을 유지하게 되는 것으로, 골반은 그 사람의 건강 척도로 정신력, 성장력, 면역력, 수명을 가름하며, 건강한 골반의 핵심인 환골을 다지는 것은 생명체의 근본을 다스리는 것이다.

근본을 다스리고 연마하는 행위인 정법수련은 한평생 살아가는 동안 어떤 경우에도 흔들림 없는 몸의 기틀이자 성공한 인생을 열어가는 기반을 마련하는 것이다.

註)
골반에는 몸의 생명력이 들어있어서,
자신의 체중을 이용한 부드러운 방법이 으뜸이며
골반의 힘을 활성하는 일상의 방법이란?
○ 힘을 뺀 구부린 기마자세 유지하기
○ 힘을 빼서 계단 오르기
○ 힘을 빼서 흙길 느리게 걷기
○ 강압적이나 인위적인 강력한 근육질은 생명력하고
  비례되지 않으며, 지나치면 오히려 손실이 많다

생명에너지

생물은 살아가기 위해 숨을 쉬며
살아 숨 쉬는 동력이 생명에너지로
생명에너지는 우주 근본에 따른 자연에너지이다

생명력은 몸 안 형태에 따라 생겨나는 근본에너지로
에너지 역량에 따라 성장, 건강, 질병, 수명이 가늠되며
생명에너지는 근본에 다다를수록 활성되는 자연에너지로
근본을 벗어나거나 억지 또는 인위적일수록 약화, 고갈된다

몸이 근본에 이르는 복식호흡, 명상, 스트레칭, 이완산책 등에는
생명에너지가 비축되어 몸의 활성으로 건강, 장생으로 연결되고
극기 또는 강도 높은 운동력이나 과로, 과욕 등 근본을 벗어날수록
몸 에너지 고갈, 다운 등 탄성을 잃어

질병발생, 수명감축이 유발된다
근본에 다가설수록 생명에너지는 활력을 얻어 생기가 넘치게 되며
인위적인 힘이 아닌 본연에서 우러나오는 몸속 힘이 생명력이다

우리 몸속의 생명에너지원인 우주는 뼛속의 환골이며
환골 구성과 형태에 따라 생명체의 탄생, 소멸, 회생이 이뤄진다
환골에너지 활성도에 따라 생명체의 성장, 회복, 진화가 이뤄지며
환골에너지 쇠약에 따라 질병이 도출되고 노화가 진행되며
환골에너지 멎음에 따라 생명이 멎는다

환골에너지는 인위적으로는 활성되지 않으며
근본에 다가설수록 활성을 얻어 몸은 건강하고 에너지는 활기차다
모든 질병, 건강, 수명은 생명에너지원인 우주환골에서 지배한다

잡념과 지혜

이런저런 생각 끝없는 잡생각에 빠져 지내다 보면
어떤 결론도 얻지 못하고 골머리는 썩고 몸은 지치고
고민하다가 어렵사리 내린 결론이 악수가 되기도 한다

생각이 많다는 것은 자신 안에 갇혀 지내는 꼴인
우물 안 개구리격으로 자신 위주의 잡생각에 파묻혀
망설임으로 지내다 결론을 지어도 명쾌하지도 않고
얻은 게 작게 되거나 오히려 손실이 날 경우가 많게 된다

맑아져 있으면 막혔던 일들이
저절로 풀려나가는 방법들이 보이게 되고
답답했던 가슴을 술술 풀어나가기도 한다

맑아져 있으면 사리판단이 분명해져서
잘못되어졌던 원인들이 보이게 되어
모든 게 수월하게 풀려나가게 된다
분별이 밝아졌다는 것은 자신 위주가 아닌 상대방을 이해하고
배려하는 방향으로 일을 전개하니 상대방도 잘 될 수밖에
그러니 나도 잘 되는 격이 세상이치인 것이다

지치고 힘들 때
여행이라도 떠날라치면 마음이 가벼워지고
마음을 비우니 상대방이 보이고 자신의 잘못이 보이는 것은
비우고 배려하는 것은 상대방을 위한 것으로
상대방이 잘 되어야 그 반사이익이 자신에게로 돌아오는 게
자연의 이치이다

비워라
낮춰라
배려하라
그리하면 얻을 것이다
세상이치가 원래 그러하다

자신을 비우니 세상이 보이고
만사가 형통하여 웃을 일밖에 없는 게 세상이치이다

註)
명상, 수련, 산책, 여행 등으로
자신을 비우고 낮추면
상대방을 배려하게 된다
상대방이 잘 되어야 자신이 잘 되는 게 자연이다

자연치유의 본질

자연치유는 근본치료이다.

뇌가 경색되었거나 뇌에 종양이 있다고 한다면 뇌를 치료한다 해도 낫는 게 아니며, 심장에 문제가 있다고 해서 심장을 치료해도 낫는 게 아니며, 척추에 문제 있어도 척추가 아닌 것으로, 잘못되어진 뇌, 심장, 척추를 치료하면 완치보다는 도리어 덫이 날 수가 있다. 몸의 병은 근본을 다스려야 무엇보다도 빠른 시일에 질병이 완치되어 병의 수레에서 벗어나게 된다.

우리 몸의 병인 각종 암, 뇌출혈, 심장병, 고혈압, 당뇨, 폐, 위장, 간, 대장, 신장, 방광, 생식기, 척추, 불임, 어깨, 팔다리, 발 등 우리 몸에 질병이 생겼을 때 해당 부위를 치료하는 것은 옳지 못하다. 해당 부위를 대증요법으로 치료해도 병이 낫지 않으며, 의료치료를 하게 되면 잠시 숨어들어 갔다가 다시 나오는 등 만성질환으로 전개되어 면역력이 떨어질 때마다 재발되는 고질병이 되어버린다. 우리 몸에 병이 생기게 되는 원인은 우리 몸의 근간인 급소에 문제가 있는 것으로, 몸의 초석을 바르게 하여 근원으로 되돌려주면 이완능력이 향상되어 혈행을 도와 우리 몸의 만 가지 병은 빠른 시일에 저절로 사라진다.

몸의 근본인 골반이 틀어지면 몸속의 환골기능이 떨어져 에너지 순환장애로 건강한 혈액생산 및 몸의 전체로 기혈이 원활치 못하여, 몸의 병은 만성화로 치료해도 잘 낫지 않는 고질병으로 전개되어 몸에 고통을 주게 된다. 골반이 바르지 못하면 척추, 어깨, 머리, 팔다리, 발이 어긋나게 되며, 몸은 쉬 지치고 피로감이 누적되어 건강에 자신감을 상실하여 행복한 삶을 누릴 수가 없다.

몸의 초석인 골반에 문제가 생기게 되면 환골순환이 원활치 못하여 몸의 약한 부분부터 장애가 발생하여 몸의 균형이 무너지기 시작하지만, 골반을 부드럽게 바로 잡아주면 기혈이 왕성한 체질로 전환되어, 혈행을 도와 몸의 모든 병이 저절로 낫는 것이며, 이는 몸의 근간이 환골이기 때문이다. 우리 몸은 골반만 바르게 잡아주면 전체적인 균형이 반듯하게 바로 잡혀, 질병으로 경직되어졌던 몸이 이완을 얻어 혈기왕성한 건강한 몸으로 바뀌면서 면역력이 향상되고 몸이 되살아나면서 몸속의 모든 병이 저절로 사라지게 된다. 우리 몸의 근본은 환골로, 골반을 바르게 잡아주면 기혈이 왕성해지고 자생력은 향상된다. 골반을 강압적, 인위적인 억지의 충격요법으로 잡아주면 오히려 기력이 떨어지게 된다. 기혈을 상승하게

만드는 골반요법의 최고는 이기지 않으려는 부드러운 방법이 최고
이다.

註)
급성 외과치료나 골절, 찰과상 치료는 의과치료가 좋으며,
만성화된 고질병은 잘못된 습성에서 오는 것으로
근본에 이르러야 쉽게 완치가 된다

모든 암, 고혈압, 당뇨, 심장병 등 만성질환은
근원에서만 완치되어 잡히는 습관성 질환이다

병을 다스릴 수 있는가?

　수련자가 정법수련을 하게 되면 몸에 단전이 형성되는 과정에서 기력이 향상되고 기감이 생기면서 아랫배와 하단전에 힘이 생기게 된다. 그러면서 경직되었던 몸이 이완되어 부드러워지면서 기력이 증대되고 혈행이 좋아지면서, 몸속의 굳어있었던 뇌, 폐, 신경, 근육, 모든 장기들이 풀어지면서 활성화되기 시작한다.

　단전이 형성되어 기감이 열리게 되면 자신의 병은 물론 주변 사람의 질병도 돌봐줄 수 있는 내공이 생기게 된다. 단전이 활성되어 소주천 과정을 마치게 되면 몸 전체 기감이 열려 자신의 병은 물론 상대방 병력까지도 관통하게 되고 단전이 왕성하게 활성되어 단전이 환골에 이를 즈음 되면, 자연에너지 활성을 통하여 발병원인과 치유방법을 몸이 깨닫게 된다.

註)
모든 병의 근원은 뼛속이며
의술의 최고 경지는 환골에너지 운용으로
환자의 뼛속 자연에너지 활성으로
환부를 관통, 기통하여 병을 다스리게 된다

의서(醫書)의 모든 병은 뼛속까지 파고들면 손을 놓아야 하나
실상(實相)에서 모든 병의 출발점과 종착지는 뼛속 환골이다

환골치유 요법

환골은 몸의 주체이다
생명의 탄생, 성장, 치유, 재생, 사멸 및 수명을 관장하며
환골에너지에 의해 생명력이 결정되며
움직임과 역량은 우주자연과 같다

환골의 역할
기(氣)를 발산하여 몸 에너지 생성
혈(血)을 생산하여 몸 전체로 순환
병(病)을 이완시켜 질병 다스림
정(精)을 만들어 생식능력 비축
수(壽)를 결정한다

환골은 우리 몸의 생명체이며
몸의 병은 환골에너지에 의해 좌우된다

내공의 운기를 통하여 환골에너지를 활성하여
환자의 환골에 활력을 불어넣어 치병을 운용한다

註)
환골은 몸의 우주로
우리 몸이 근본에 이르러야 작동된다

수명을 늘려주려 하면

우리 몸의 수명은 환골에서 담당한다
환골에서 혈액을 생산하여 몸 전체로 순환해주며
몸의 기력과 체력, 지구력, 성장력, 진화, 이완, 면역력,
성격, 정력을 담당하며, 생명(壽)을 관장한다

수명을 높여주려고 하면 환골을 연마하라
우리 몸을 살아 숨 쉬게 하는 주인공이 환골이다
환골은 단전에너지에 의해서 작동된다
환골은 비우고 여리고 느리고 기다리고 부드러움에서 왕성하며
채우고 강하고 빠르고 인위적인 방법에서는 약화된다

註)
생명력 향상 방법은 속힘, 뼈힘, 지구력, 인내심, 이완능력을 길러라
몸의 힘을 빼서 느리고, 여리고, 천천히 흙길을 걸어라
하체에 힘을 빼고 나서 엉치, 골반 속힘을 부드럽게 길러라
힘을 빼서 부드러운 운동, 스트레칭, 다리찢기, 이완운동 위주로 하라
부족한 식사량, 영양식, 산나물, 생선류를 섭취하라
몸은 항상 부드럽게 여유로운 휴식을 즐겨라
배려, 수양, 용서, 웃음, 긍정, 비우기, 양보하기 등을 하라
단전호흡을 연마하여 골반 속 환골에너지를 운용하면
수련자는 자신의 생명력을 운기하기에 이른다

절대경지

수련도의 최대의 이름은 절대경지이다
절대경지는 몸과 마음이 절대이완이 되어있어서
대포소리가 나도 흔들림 없는 무아의 경지를 벗어나서
우주자연에 이른 것이다

우주자연에 이르니
몸이 있어도 있음이 아니고
마음도 일어나지 않는 경지에 있으니
몸은 절대이완이 되어있어 환골에서 뿜어져 나오는
자연에너지가 충만하니 자연에너지 운용의 경지이다

자연에너지 운용으로
자신의 몸을 끊임없이 업그레이드하고

축기를 통하여 뼈를 태워서 소우주 운용으로
환골탈태로 뼈를 태워서 끊임없이 축기를 이뤄라

몸과 마음을 텅 비어놓은 경지의 수련은 지나쳐도 탈이 없으며
무한자연 에너지 운용으로 몸은 무한대로 충천되어져
끊임없는 장생 환골탈태의 경지가 우주에 닿아있다

註)
절대의 경지는 몸이 근본에 이르면 에너지가 충만하여
몸도 마음도 우주도 하나가 되어 지복감이 충만하게 되나
정진에 정진으로 몸의 진일보 진화를 끊임없이 이뤄야 한다

절대이완 경지는 삼매, 입정, 자연 등으로 표현되기도 한다

자연은 버릴 것이 없어지고 나서야 당신에게로 다가선다 ~자연인~

절대이완의 경지

경지에 이른 자는
몸이 굳거나 경직되지 않는다
인간은 성장기가 지나면서 몸이 굳는 현상이 일어나며
노화의 과정을 밟게 된다

자고 일어나도 굳고, 식사를 하고 나도 굳고,
운동을 하고 나도 굳고, 배설하고 나도 굳는 게
인간의 몸이며(3차원)
힘을 빼고 스트레칭하는 순간에는 이완을 얻게 되나
이완운동을 마치고 나면, 이어서 굳게 되어있다

소주천 경지에 이르면 어느 정도 몸이 굳는 걸 방지하게 되나
환골호흡 경지에 이르고 나면(4차원)

절대이완의 경지에 이르렀기에 시공을 벗어나서

몸이 굳어가는 걸 몸 스스로가 방지하게 되며

몸이 스스로 질병, 노화를 알아차리게 된다

성장. 재생, 진화를 시공을 벗어나서 운용하게 된다

절대경지란 환골운용으로 시공을 벗어난

수(壽)를 운용하는 경지이다

운명의 경지

　마음을 접고 무아경지에 이르고 초집중을 통하여 자연을 관조하여 바라보는 움직임 자체가 진리이다. 자신이 없어진 세상의 움직임은 자신을 위한 행위가 사라졌으므로, 우주의 본래 모습인 자연에너지 움직임을 관조하게 된다. 마음수행, 선 수행은 여기까지가 수행 정도이다.

　몸 수련은 마음이 사라진 무아경지에 이르고 나서, 초집중을 통하여 몸을 관조하여 단전의 움직임에 의한 우주공간을 열고 몸을 통하여 소우주를 운용하게 된다. 단전 움직임을 통하여 자연에너지를 운용, 몸의 우주인 환골을 우주방식으로 억만 겁을 풀어내어 몸을 성장시켜 주고 진일보 진화시켜 준다.

　단전 움직임 따라 소우주 운용하여 몸속의 급소를 열고 자연에너지 활성에 의한 몸속 기능재생과 역량을 한 단계 업그레이드하여 자연에너지를 활성하게 된다. 일상의 운기로 무병장수 체제구축 및 우주자연 방식을 통하여 수(壽)를 관장, 소우주의 무한자연 에너지를 운용하기에 이른다.

단의 완성

소주천 마치고 나면 수련자의 생태 나이는 사춘기 이전 나이 7살 대로 유지, 소우주 환골에너지 운용을 통하여 초자연 경지의 수(壽)를 관조하게 된다. 환골에너지 활용하여 무한대 자연에너지 운용으로 자연계 경지에 이른다.

수련자의 운명예지 능력이란?

마음수행 또는 선 수행으로 운명예지는 주역, 점술, 복서를 통하거나 예감, 초감각 예지능력으로 운명, 숙명의 알아차림을 통하여 가름한다

몸 수행자는 환골에너지 움직임을 통하여 운명의 예지, 인지 가능하며 환골운용을 통하여 숙명을 벗어나 운명을 관조하게 되며, 환골에너지 운용을 통한 자연에너지 활성을 통하여 수(壽)를 운용하게 된다.

註)
우주자연 에너지의 움직임을 중도, 자연, 우주, 하늘로 표현한다

소우주 운용

마음을 비우고
몸을 비우고
단전이 환골에 닿아 자연과 일체가 되어
몸의 우주인 환골을 운용하게 된다

환골은 우리 몸속 우주의 핵으로
무한대 자연에너지를 운용하여 끊임없는 축기로
늙음을 지우고 계속 젊어지게 환골뼈 성장과 진화를 운용한다

한 호흡의 길이는 1~2시간대 정도로 무호흡 경지에 이른다
운용시간은 2~5시간 정도이며
하심, 관조, 초집중이 필수
자연에너지로 환골을 분해 운용한다

우주에너지인 환골에너지 운용하여
수억 겹의 환골은 분해해서 운용한다
환골은 우주만큼 깊고 오묘하다

註)
환골은 우리 몸의 소우주이다
소우주의 경지에 이르면 우주와 하나를 이뤄
무한자연 에너지 운용으로 호흡의 의미는 없어진다
소우주 운용은 몸이 우주의 근본에 이른 상태이다

무한자연 에너지

수련으로 경지에 이르면 일상운기를 통하여
환경에 관계없이
시간에 관계없이
공간에 관계없이
연령에 관계없이
먹거리 관계없이 무한대 자연에너지를 운용하게 된다

무한대에너지는 비움의 극치인 환골에서 나오며
운기를 통하면 고갈되지 않는다
자연과 합일되어 운용하면 자연에너지는 고갈되지 않으며
옹달샘처럼 샘솟는다

장수하려면

맹꽁이처럼 단순하게 복식호흡을 하라

거북이처럼 힘 빼고 느리게 걸어라

학처럼 7할만 배를 채워라

단순하게 살라

註)
장수비결은 몸이 이완되어야
몸이 덜 굳고 따뜻해지며, 혈행이 좋으며,
몸이 부드럽고 면역력이 좋다

이완능력 향상법은?
긍정적인 마인드
노래 즐겨 부르기
약물복용 안 하기
부족한 식사

느리게 걷기
속근육, 스트레칭 위주 운동
웃음, 용서, 절제 등

끝까지 버티어 내는 것이 장수하는 것이다 ~자연인~

우주자연 에너지

우주에 존재하는 자연에너지를 활용하려면
우주 흐름과 같은 흐름인 고요하고 느리고 여린 에너지를
운용할 수 있는 비어져 있는 몸을 만들어야 가능하며
에너지원은 소우주 환골이다

소우주 환골에너지를 운용하려면 소주천을 이른 후 수천 회의 환골탈태를 거쳐 우주 끝 넘어서 열려야만 된다. 인내와 비움의 극치의 세월을 넘기고서 인간의 한계를 벗기고 나서 환골에 쌓여있는 수억 겹의 예전 삶의 흔적을 지우고 나서야 무결점 소우주를 환골에 재장착해야 소우주 자연에너지를 운용할 수 있는 내공이 생긴다.

인간의 생체는 그 한계를 넘어서의 단계에 이르고 나서, 한 톨의

버팀마저도 벗어버리고 나서야만 절대에너지가 생겨난다. 그러한 초자연에너지 운용능력은 자신을 벗어나서 비움의 극치를 벗어난 경지에 이르러야 우주자연 에너지에 접근되어 운용하게 된다.

 고요한 침묵에는 무한에너지를 품을 공간이 있고
 잔잔한 호수에는 큰 파장을 일으킬 에너지가 담겨있다
 비어진 공간에는 우주를 잉태할 수 있는 자연에너지가 담겨있다
 이기지 않으려는 비움에는 거역할 수 없는 에너지가 있고
 부드러움은 어떤 강함에도 미동하지 않을 만한 에너지가 있고
 자연인은 우주자연을 운용할 수 있는 무한에너지가 있다

시공초월

.

마음을 벗고 몸을 극복하게 되면
시계와 공간의 차원을 넘어서 일상으로 운기하게 된다

단전의 움직임은 우주자연 움직임과 같고
단전이 환골에 이르면 몸 안의 소우주 운용으로
무한자연에 이르게 된다

소우주에 이르면 시공을 벗어나서
초자연에너지를 운용하기에 이른다

註)
단이 환골에 이르고 나서 10여 년 정도의 내공이 쌓여야
소우주 운용의 경지에 이르게 되며

몸의 재생, 치병, 수(壽) 운용을 시공초월,
체력의 한계를 벗어나게 된다

생명줄

우주의 기운으로
우주 생명수가 환골에 닿아
환골의 기운으로
폐를 작동시키고
뇌를 작동시키고
산소와 혈액을 전신으로 순환시키며
우리 몸 병을 다스리고
우리 몸 수명을 관장한다

환골기운에 의해
병을 다스리고
수명을 관장한다
바깥 통로는 인중이다

註)
환골의 바깥 통로는 인중이며
버리고 비우고 양보할수록
몸이 부드러워지고 에너지는 활성된다

몸 다루기

수행은 야생마 다루기와 같다
이리저리 정체성 없이 날뛰는 마음을
있어도 있는 것이 아니고 없어도 그만인
운무수레 거닐 듯 주인(몸)이 하자는 대로
마음을 부리게 된다

몸 다루기는
가시덤불처럼 거칠고 황무지 자갈처럼 황망하고
정체성 없이 우매한 몸뚱이를 우주자연의 상생법칙에 따라
한올한올 벗기고 다듬어서 착하고 순한 양과 같이
자연에너지로 길들여 우주자연을 순항하는 것이다

우주자연 환골에너지는

태양에너지, 태풍에너지, 화산에너지,
우주 빅뱅에너지와 같은 무한자연 에너지를
갓난애 눈빛만큼 여리고 부드러운 자연에너지로 길들여
운무 타고 환희의 하늘길 오르듯 운용하게 된다
환골에너지 움직임은 우주자연의 오묘함과 같다

몸의 미소

수련자는 몸의 미소를 지어라

수련으로 고통스러워도 몸의 미소를 짓고
수련으로 환희에 이르러도 몸의 미소를 짓고
어떠한 상황에 이르러도 몸의 미소를 지어라
일부러 서서 하는 고행수련임으로
이왕이면 몸이 찢어지도록 미소를 지어라

수련함에 감사미소
괴로워도 미소
힘들어도 미소
살아있음에 미소
배고픔에 미소

같이함에 미소

걸어 다닐 때도 미소

식사하면서도 미소

대화하면서도 미소

잠잘 때도 미소

몸에다 미소를 새겨 넣는 것이 수행이다

몸의 환희

환골에너지에 의해
숨 쉬고, 피를 생산하고 순환시키고
몸이 성장과 한 단계 진화하고

환골에너지가 속힘을 결정하고 수명을 관장한다
환골에너지 힘이 수명력이다

몸의 환희는 환골에서 뿜어 나온다
환골에서 뿜어 나오는 환희는 내공력에 의해 무궁하다

註)
몸의 환희가 뿜어 나오는 순간에도 집중을 놓지 말아야
한 단계 더 진전된 정진이 진행되며

몸의 환희를 넘어서야 신선의 경지에 이르게 된다

몸의 큰 기쁨인 환희를 누리는 수행자는
몸의 작은 기쁨인 육욕 정도는 버려야 한다

몸의 근본

몸이 근본이 이르면 생각이 남아있지 않아야 하며
숨이 남아있지 않아야 몸을 홀연히 벗기어
무한대 자연에너지 운용 경지에 이르게 된다

근본에는 탄생, 성장, 진화, 지복감이 영속하다
몸이 우주를 이룬 상태이다

수련은 몸이 근본에 이르기 위한 과정으로
단이 환골에 이르러 환골 자연에너지를 운용하게 된다

註)
몸이 근본에 이르면 원기가 충천되어 질병에서 회복되며
몸의 웬만한 불치병은 근본에서 회복의 기점이 된다

최고 경지

최고 경지에 이름이란?

건강에 초월하고
질병에 초월히고
재물에 초월하고
무지에 초월하고
육욕에 초월하고
무서움에 초월하고
외로움에 초월하고
배고픔에 초월하고
미혹에 초월하고
시간과 공간에 초월하고
생사에 초월한 것이다

무호흡의 경지

일명 뼈 호흡의 경지라 일컬으며
단이 환골에 닿아, 환골을 중심점으로
머리끝부터 발끝까지 몸 전체의 뼈를 운기로 호흡하게 되는 경지로
환골, 단전, 백회, 회음, 용천, 장심, 인중, 상단, 중단, 피부 등
몸 전체가 열려있어 호흡의 의미가 없어진 경지에 이른 것이다

단이 우주와 일체를 이루어 무량한 우주자연 에너지를
운기하게 되는 기점으로 수련자는 우주자연 에너지 충천으로
몸은 지복감으로 축기를 하게 된다

註)
환골호흡의 경지를 이루게 되면 내공에 따라
심장과 폐의 위치가 머리, 몸통 등으로 분산하여 운기하게 된다

도(道)

세상이 존재하는 원리
한 치의 어긋남 없이 맞물려가는 우주의 이치
순리에서 존재하며
순리를 벗어나면 퇴보한다

물이 흘러가는 대로
바람이 부는 결대로 행하는 것이 도다
자연이 존재하는 원리, 자연의 움직임이다

도는 몸의 알아차림을 통하여
우주자연의 이치와 세상의 이치를
알아차리고 행하는 것이다
행하지 않으면서 도의 실체를 말하는 것은

도가 아니다

註)
행하는 자체가 도이며
행하지 않고 이론을 통하여 도(道)를 배우고
논하는 것은 의도(意圖)이다

중도에 이르면

수행으로 중도(中道)에 이르게 되면
알아차리는 게 진리다
자신을 위한 행위가 사라지기 때문에
모든 일이 저절로 이뤄지게 된다

자신을 위하지 않는 행위는 절대 공평한 행위로
즉 남을 위한 행동거지가 자신을 위한 일임을 알아차리게 된다
세상사 드러남이나 치우침이 없는 공명정대한 것이므로
어느 누가 보아도 치우침이 없는 행위로
누구나 수용할 것이다

註)
중용(中庸)을 유지하는 것은 치우침을 갖지 않으려는 절제된 행위이나
사람의 역량에 따라, 그 기준치가 다르며
또한 역량에 따라, 생각 차이에 따라 모양새가 달라질 수가 있다

진인의 경지

정통의 바른 수련으로
갈고 닦아 몸이 경지에 이르면
마음은 벗어놓고
어떤 풍파에도 흔들리지 않고 몸은 깃털처럼 가볍고
몸은 춤을 추듯 세상을 노래하며 살게 된다
일상의 운기를 통해 몸은 날마다 새 몸이고
새 생명의 에너지를 무한대 운용한다

새 생명의 에너지를 짓는다

하늘을 유희하다

물욕, 육욕을 지우면
무심(無心)*, 무신(無身)*이 유지
몸에는 자연에너지만 남게 된다
자연에너지 운용, 일상을 즐기며
천하를 유희하게 된다

물욕, 육욕을 탐하면
몸과 마음의 끄달림에서 벗어나질 못한다

註)
* **무심(無心)** : 마음이 필요치 않은 경지
* **무신(無身)** : 내공으로 자연에너지 충만한 몸의 경지

수련자가 욕정을 해소하면 몸과 마음에 흔적이 생기며
진인(眞人)은 하찮은 욕정을 얻으려 하늘의 유희를 놓지 않는다

신선

단이 환골에 머물고 온몸으로 우주를 운행하니
몸은 환희의 학이 되어
천상에서 선녀가 내려와 너울너울 춤을 추네
시공을 벗어나 몸이 만년에 이르니 이게 신선인 게지

사방에서 대포소리가 나도
아무리 추위도
아무리 더위도
먹지 않아도 시장기 없고
대소변도 의미가 없으며
숨 쉼도 의미가 없고
환희의 일상이 무너지지 않는다

註)
하단전과 환골의 소주천 운기로 생명력을 다스림하여
날마다 새 생명을 짓게 된다

맺는 글

　단전호흡을 수련하는 고유목적은 무병장수이다.
　우주자연은 순리에 따라 질서정연하며, 에너지 역량에 따라 생멸한다. 우주 안의 만물은 순리에 존재하며, 역리에서는 괴멸되고 에너지가 소진되면 소멸한다. 우주의 일부인 태양, 지구, 인간, 동식물은 순리의 절대적인 영향을 받고 그 내재되어 있는 에너지만큼 생하고 멸한다.

　인간의 로망인 무병장수를 하려면 자연에너지를 순리방식으로 활용하여, 천년만년은 아니라도 자연에너지 역량만큼 병 없이 건강하게 장생체제를 갖출 수가 있다. 자연에너지는 12차원 넘어선 무한에너지로 유한의 지구인도 무한자연 에너지 운용체제를 잘 갖춘다면 시공을 벗어나 어느 정도 무병장수의 꿈을 실현해볼 수가 있다.

우주자연계의 움직임은 자체가 불변의 진리인 것이다.

성현들은 자연계의 움직임을 혜안으로 진리를 후세에 전하였으나, 인간계의 이기적인 집단들이 상상력을 앞세워 신통력이니 사후세계 등 위장하여 혹세무민들을 현혹하여 사리사욕의 도구로 일삼을지라도 순수자연은 불변하다.

자연계는 있는 그대로이다.

있는 그대로 외에 이런저런 의도를 앞세워 진리라고 말하는 것은 사악한 인간계 무리들의 계략이다. 영생, 윤회, 영통, 신통, 술사, 의술을 앞세워 나약하고 어두운 인간들을 옭아매어, 상상을 진짜인 것처럼 대놓고 속임하는 등 농간에 넘어가는 어리석은 사람들도 많겠으나, 지혜롭고 맑은 사람은 그러한 허구에 넘어가질 않는다.

일찍 학문에 뜻을 두면 입신하고
땀 흘려 일하면 곡간이 넉넉할 것이다
명분을 지켜야 명예를 얻게 되는 것이고
열심히 몸을 관리하면 건강을 얻게 된다

피나는 노력으로 대업을 이루는 것은 진리이며
노력 없이 얻으려 하는 것은 순간의 속임수에 불과하다
노력하여 초석을 쌓으면 확실한 미래가 보장되는 것이다

우주자연은 영원하고
자연에 순응하면 이문이 많은 것이고

자연을 거슬러 역행하면 손실이 많게 된다
자연을 눈속임으로 돈벌이하면 재앙을 피해갈 방법은 없다

모든 존재물은 자연에너지 영향을 받게 되어있으며
몸이 우주자연에 역행하면 몸에 병이 생기고
자연에너지에 순응하면 인간의 어떤 병도 치유된다
자연에 순응하는 몸을 이루면 자연에너지를 듬뿍 받는다
인간사 길흉화복은 우주자연의 지배 하에 이뤄진다
우주자연은 근본으로 영원무궁하다